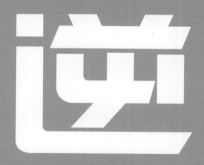

REVERSE

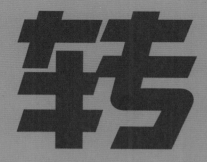

新发高血压
可康复

陈伟伟　编著

U0242137

中国轻工业出版社

图书在版编目（CIP）数据

逆转 . 新发高血压可康复 / 陈伟伟编著 . —北京：
中国轻工业出版社，2022.7

ISBN 978-7-5184-3957-7

Ⅰ.①逆⋯　Ⅱ.①陈⋯　Ⅲ.①高血压－防治　Ⅳ.
①R5

中国版本图书馆 CIP 数据核字（2022）第 063357 号

责任编辑：程　莹

策划编辑：翟　燕　付　佳　　责任终审：李建华　　封面设计：伍毓泉
版式设计：悦然生活　　　　　责任校对：宋绿叶　　责任监印：张京华

出版发行：中国轻工业出版社（北京东长安街 6 号，邮编：100740）
印　　刷：北京博海升彩色印刷有限公司
经　　销：各地新华书店
版　　次：2022 年 7 月第 1 版第 1 次印刷
开　　本：710×1000　1/16　印张：12
字　　数：200 千字
书　　号：ISBN 978-7-5184-3957-7　定价：49.80 元
邮购电话：010-65241695
发行电话：010-85119835　传真：85113293
网　　址：http://www.chlip.com.cn
Email：club@chlip.com.cn
如发现图书残缺请与我社邮购联系调换
210239S2X101ZBW

　　高血压是常见的心血管疾病，也是人类健康的头号杀手。目前，中国的高血压患病率持续上升，高血压患者已超过 2.7 亿人。随着超重、肥胖现象的不断出现，生活节奏的加快，生活压力的不断增大，高血压已不再是老年人的专利，许多中青年人也深受其害。研究显示，我国每年的死亡人群中，近一半的死因是心血管疾病，心血管疾病死亡病例至少一半与高血压有关。

　　高血压意味着心血管超负荷运转，动脉血管遭到高压损伤，导致心、脑、肾等重要器官的损害。高血压的发生通常没有明显自觉不适，很多人是在体检时发现患有高血压。但高血压导致的后果很严重，可引发冠心病、脑卒中等。

　　对待高血压，首先是做好预防，不被它盯上；如果不慎血压升高了，也不要惊慌失措，如果是新发高血压，就有希望逆转。

　　什么是新发高血压呢？就是在 2~3 年时间内新发生的高血压，此时，动脉还没有发生硬化性改变，没有冠心病等并发症，这种情况采纳以强化运动干预为主导的生活方式干预，多数新发高血压在 3~6 个月可以发生逆转。强化运动干预最好在减重后开始实施，如果能评估个体导致高血压发生的主要原因，采取针对性的干预措施，将收到事半功倍的干预效果。此后，坚持采纳健康的生活方式——管住嘴，迈开腿，保持良好的心态，高血压就能得到控制！无须终身服药治疗。当然，这里要注意甄别是新发高血压还是新发现的持续性高血压。

　　逆转新发高血压的方式，我们首推运动，特别是阳光下的有氧运动对调控血压最为有效；日常膳食要保持均衡，高钾低钠饮食，荤素搭配，特别提倡江南饮食模式，合理安排一日三餐；改变紧张、焦虑、冲动等不良情绪，不让坏心情"燃爆"血压；有必要时，可以根据情况适当应用药物治疗，科学合理地调控血压。

　　本书从高血压的危害、新发高血压的认知、新发高血压的逆转措施等角度，为读者揭开高血压的神秘面纱，打造新发高血压的逆转方案，旨在让大家远离高血压的困扰，尽早逃脱高血压的魔爪。对于患病多年的高血压患者，逆转新发高血压的解决方案同样大有裨益，至少可以减少降压药的用量，更好地改善心血管健康。

　　衷心希望书中的知识能给读者朋友带来启示，为大家的生活增添快乐和健康的砝码！

陳伟伟

目录

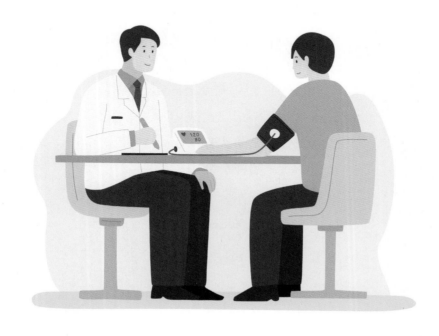

第四章

饮食有道，
管住嘴帮助逆转新发高血压

第五章

逆转新发高血压，改变心态同样重要

第六章

科学用药，
逆转新发高血压少走弯路

第一章

高血压是人类健康的头号杀手

患高血压的人数
可能比你想象的多得多

每 4 个成年人里就有一个患高血压

高血压是常见的心血管疾病，也是全球流行病之一，更是人类健康的头号杀手。目前，中国的高血压患病率持续上升，高血压患者已超过 2.7 亿人，每 4 个成年人里就有一个患高血压，而且患者有年轻化的趋势。

● 高血压的危害不容小觑

高血压意味着心血管超负荷运转，动脉血管遭到损伤，心、脑、肾这些重要器官受到损害。其导致的后果很严重，可引发冠心病、脑出血等。高血压通常与血脂异常、糖尿病等密切相关，一旦血压得不到控制，就可能引发一系列并发症，对身体产生不良影响。

临床实践中有一个非常直观且痛心的发现：不少高血压患者几乎都是在发生脑卒中（中风）、冠心病、心肌梗死、肾功能衰竭等严重并发症后，才入院治疗。因为很多人刚开始患高血压时，并没有觉得难受或不适，所以他们并不知道自己血压已经很高且随时有发生危险的可能。我们把这些高血压患者称为"隐性患者"。调查显示，不知道自己已经患高血压的患者比例高达 48.5%。而且即便是知晓者，也只有约 5000 万人能够治疗控制高血压，更多的患者是采取"三天打鱼，两天晒网"的方式治疗，效果自然不理想。

● 尽早治疗是可以防控高血压的

很多中青年人所患的高血压，往往是波动性的。压力大时、睡眠少时，以及在一些情绪的影响下，血压就会升高一些。也就是说，在发作的初期，血压升高往往不稳定，所以还不是真正的高血压。如果血压在 120/80 ~ 139/89mmHg（毫米汞柱）的人群进行积极治疗，这些人高血压的发生是很有可能预防或逆转的。但是，如果此时没有进行有效干预，让血压继续波动，进一步发展，血压升高逐渐趋向稳定，最后可能就真的患上高血压了。

尽管原发性高血压的发病原因很复杂，但总的来说，大家都认为它是一种"生活方式病"。也就是说，如果我们能够注意养成良好的生活习惯，就有可能预防高血压的发生。但有不少人不具备这种自我保健的意识和能力。

有一些高血压患者，虽然他们能够按医嘱服药，但血压控制还是不理想。后来了解到，原来他们有的每天打牌到深夜，有的饮食不节制，有的吸烟酗酒，有各种各样的坏习惯。当他们在医生的劝告与嘱咐下逐渐改掉这些不良习惯后，血压很快就控制到正常范围了。

● 做好自我健康管理是防治高血压的重要途径

从上面的例子我们就能体会到，提高高血压患者及潜在高血压患者的自我保健意识和能力的确很重要。2019年7月，国家发布《健康中国行动（2019—2030年）》，基于目前我国高血压患者数量不断递增的现实，将"高血压防治"列入重大专项行动，并指出做好自我健康管理是防治高血压的重要途径。

现实生活中，很多在医生看来是常识性的问题，患者却未必知道。但医生往往没有时间把所有常识都向每个患者细细讲述。因此，普及这些健康常识对提高全民健康素养水平很有必要。比如，减少饮食中盐的摄取、多吃含钾丰富的蔬果和低脂食物、坚持运动、控制体重、减少饮酒、严控吸烟、控制情绪等，都有助于降低血压。这些常识，你一旦知道，就有可能远离高血压这一顽疾。

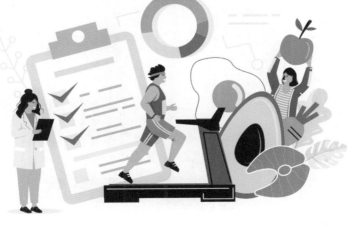

高血压与不健康的生活方式有关，平衡膳食最关键

高血压与其说是与生活水平提高有关，不如更准确地说是与不健康的生活方式有关。管不住嘴，迈不开腿，身体发福，日积月累，这些都是导致高血压的罪魁祸首。在这些不健康的生活习惯里，管不住嘴更是高血压的直接导火索。

◉ "富贵"久了，身体就会出问题

生活水平提高后，人们吃得好也吃得多，热量过剩的同时活动量却越来越小，人长期娇惯自己的身体，体质当然就会退化。我们的祖先在食物短缺的时代就告诫人们"爽口食多终作疾"。过多食用高热量精细食物，热量长时间不能消耗，蓄积体内就会造成肥胖，而高血压这种"富贵病"就与饮食不均衡有关。

◉ 掌握健康饮食三大原则

均衡的饮食对于防控高血压尤其重要，失衡、不健康的饮食会导致我们摄入过多热量，造成肥胖，日积月累就会患上高血压等慢性病。研究显示，与正常体重人群相比，超重肥胖人群患高血压的风险增加3~4倍。因此，重塑健康的饮食习惯极为重要。

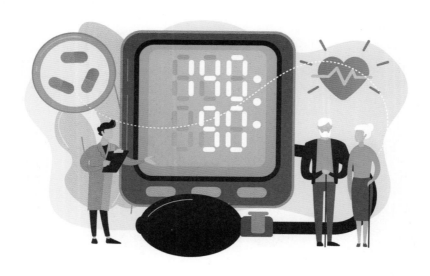

原则一：天然新鲜的食物才是真正的营养食物

挑选食物的时候，应该以天然新鲜的食物为主，尽量少吃或不吃精制加工食品，因为加工食品不仅会流失大量的营养物质，还会在制作过程中产生对人体有害的物质。举例来说，不少人喜欢吃脆爽的腌菜，但往往在腌制过程中，蔬菜的维生素等营养成分已经被大量破坏掉了。由于腌制菜需要加入大量的盐分以供保鲜，大量的盐分摄取会造成体内水钠潴留，使肾脏负担过重，从而增加患高血压的风险。高血压患者每日盐摄入量需控制在 5 克以下，病情较重、有并发症者需控制在 3 克以下。在烹饪食物时，应尽量以天然食物的原味为主，避免过度调味。

原则二：不管吃什么，适量永远是第一要义

人类的基因一开始就被设置成"钟爱脂肪，拥抱热量"的模式。在人类发展历史进程的几百万年里，食物稀缺是人类社会的常态。人类必须敏感地识别出能提供最大热量的食物，比如脂肪和糖，吃下它们并学会储存它们，才能得以幸存和繁衍。而那些不这样干的人类，早就在自然的较量里被淘汰出局。这一切都来源于最原始的渴望：抢到食物，活下去！然而，这一欲望并未随着当代食物商品的丰盛而消退。不需用大量体能换取食物的人们，过多地摄入脂肪和热量，终于导致肥胖，给心脑血管带来沉重负担，以致产生高血压等心脑血管疾病。

为了健康，我们需要控制自己的食欲，因为我们的基因适应的是鼠虫猛兽横行的野生世界，而当下所处的却是后工业社会的环境，不用担心三天两头断粮、没有食物吃，并且，工业时代的便利减少了人们的体能消耗，意味着我们不需要摄入那么多的热量，过多的进食对人体来说实际上是种负担。当热量摄取多于热量消耗的时候，脂肪就会在人体内囤积，从而增加高血压的患病风险。因此，无论吃什么，适量都是第一要义。

原则三：参照平衡膳食"金字塔"

平衡膳食是一种科学、合理的膳食习惯，它所提供的热量和各种营养素不仅全面，还能保持膳食供给和人体需要的平衡，既不过剩也不欠缺，并能照顾到不同年龄、性别、生理状态及各种特殊的情况。这也是养护心血管饮食的基础。推荐大家根据中国营养学会设计的"中国居民平衡膳食宝塔（2022）"安排日常膳食，获得更科学合理的营养饮食方案。

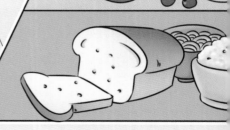

水果类
每人每天应摄取 200~350 克

 猕猴桃
2 个，250 克

 苹果
可食部分 80 克

谷薯类
每人每天应摄取 250~400 克
- 热量的主要来源 / 粗细搭配
- 谷类 200~300 克，其中全谷物和杂豆 50~150 克
- 薯类 50~100 克

 杂粮馒头
面粉 40 克 + 小米面 20 克

 玉米面发糕
玉米面 20 克 + 面粉 30 克

 薏米绿豆粥
薏米 20 克 +
绿豆 20 克

 蒸紫薯
紫薯 100 克

水 1500~1700 毫升

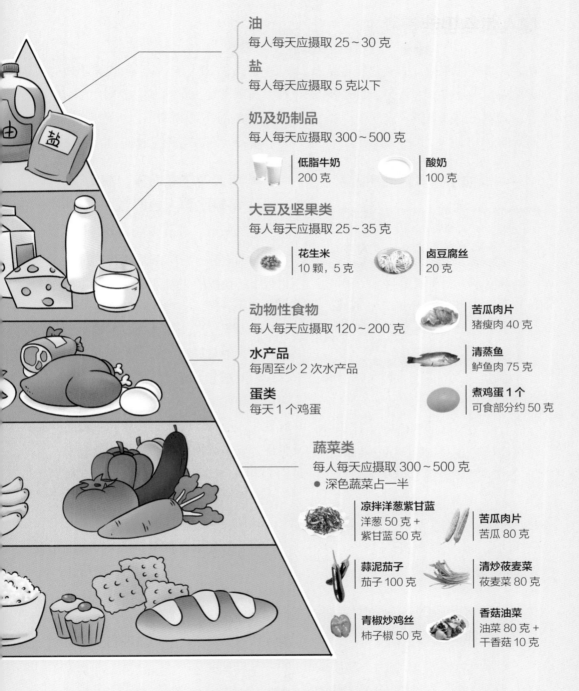

油
每人每天应摄取 25~30 克

盐
每人每天应摄取 5 克以下

奶及奶制品
每人每天应摄取 300~500 克

低脂牛奶
200 克

酸奶
100 克

大豆及坚果类
每人每天应摄取 25~35 克

花生米
10 颗，5 克

卤豆腐丝
20 克

动物性食物
每人每天应摄取 120~200 克

苦瓜肉片
猪瘦肉 40 克

水产品
每周至少 2 次水产品

清蒸鱼
鲈鱼肉 75 克

蛋类
每天 1 个鸡蛋

煮鸡蛋 1 个
可食部分约 50 克

蔬菜类
每人每天应摄取 300~500 克
● 深色蔬菜占一半

凉拌洋葱紫甘蓝
洋葱 50 克 +
紫甘蓝 50 克

苦瓜肉片
苦瓜 80 克

蒜泥茄子
茄子 100 克

清炒莜麦菜
莜麦菜 80 克

青椒炒鸡丝
柿子椒 50 克

香菇油菜
油菜 80 克 +
干香菇 10 克

注：膳食宝塔推荐的每个类别下面有推荐的食物和分量，供大家参考，
日常生活中可根据季节、喜好和地域来挑选适合自己的食物。

瘦人怎么也会得高血压

许多人都知道，体形肥胖容易患高血压，于是就有人认为：只要我不胖，就不会得高血压。这样的想法是不对的。

◉ 高血压有多种患病因素

典型案例

在高血压患者中三成左右是体形偏瘦的。最为典型的是一些女性患者，不仅体形消瘦，有的甚至已经到了营养不良的程度，她们对于自己得了高血压非常吃惊："高血压不是富贵病吗？不是吃得太好、太胖才会得吗？我怎么也会得高血压呢？"

引发高血压的因素除了体重外，还有高盐饮食、过量饮酒、年龄、生活习惯、工作压力、性格、遗传等。体重超标只是其中的一个原因，因此，大家千万不要误以为只有超重或肥胖的人才会得高血压，身材苗条的人同样也要预防。

◉ 身材苗条的人，为何会患高血压

现代人生活节奏变快，不少人年纪轻轻就承受了很多生活和工作中的压力，常常因为工作导致饮食不规律，睡眠不足，有的还经常熬夜。这些长期生活在忙碌和压力中的人群，尽管偏瘦，同样易患高血压。

◉ 瘦人得了高血压，病情可能比胖人更严重

临床上发现，同样患高血压，瘦人比胖人更容易出现心脏病和脑卒中。出现上述情况的原因可能有两点。

首先，瘦人比胖人出现高血压的平均年龄大，因此其他与年龄相关的疾病，如血管硬化、心脏代偿性肥大等也相对明显。瘦人高血压常常表现为收缩压增高更为明显，往往提示动脉硬化，而血管硬化会使动脉本身的弹性降低，增加血液通过小动脉时受到的阻力。这些都容易诱发更多高血压合并症。

其次，有个词是"心宽体胖"，在性情、心理素质方面，瘦人往往更倾向于急躁、易激动。而人在情绪激动时，血压也会升高，血压波动幅度加大，加重心脑血管的损伤。这也是瘦人若得高血压，平均血压值常会比胖人更高的原因。

新发高血压不可怕，
要感谢身体给你提个醒

什么是新发高血压

新发高血压，指的就是两到三年内新发生的高血压，准确测量的血压值在 140/90mmHg 以上，动脉血管还没有发生硬化性改变。此时，如果不是继发性高血压，强化生活方式干预和调整，特别是强化运动干预，绝大多数人能够逆转高血压。如果是肥胖等原因导致的新发高血压，及时进行减重等针对性有效干预，可以实现新发高血压的康复。

典型案例

28 岁的新发高血压患者小张，没有服用降压药，进行了 3 个多月的生活干预，血压已经基本恢复正常了。

小张是通过什么方法使血压恢复正常的呢？

3 个月前，小张在一次体检时发现自己的血压高（在前些年的体检中，均无血压升高现象），当时血压在（150～160）/（90～100）mmHg 徘徊。然后经过一个阶段的测量，发现血压还是偏高。他没有感到不舒服，也和大多数人一样不想吃药，但又担心出现并发症。医生经过详细询问，综合考虑，告诉他可以暂时不吃药，先通过生活方式的干预来调控血压。

小张当时很疑惑，他问医生："为什么我可以不吃药呢？不是说得了高血压都得吃药吗？"

医生对他说："你这种情况是新发高血压，没有发生动脉硬化，也没有糖尿病、心脑肾等疾病的发生。所以，可以先通过生活方式干预的方法来调控血压。"

◉ 小张是如何成功调控血压的

小张身体偏胖，平时口重，吃盐多，爱吃油炸食物，喜欢喝酒，很少吃蔬果，同时不喜欢运动，经常熬夜。这些不良的生活习惯都会影响血压，使血压升高。

如果能改掉这些习惯，那么血压就有可能恢复正常。

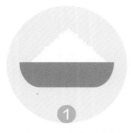

减盐，可降低血压
2~8mmHg

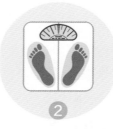

减重 10 千克，可降低血压
5~20mmHg

坚持运动，可降低血压
4~9mmHg

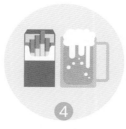

戒烟酒，可降低血压
2~4mmHg

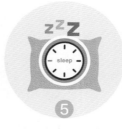

保证足够的睡眠、避免熬夜、保持好心情等都有利于降低血压

医生建议小张先通过以下方法来降压：坚持运动，每周 5 次，每次不少于30 分钟，快走、慢跑、骑车、做操均可；管住嘴，少吃重口味食物，均衡摄入粗粮杂粮、蔬果等，把体重减下来；不熬夜。观察 3 个月再看效果。

小张按照医生说的坚持去做，三个月后复查，血压已经恢复至正常值。

医生建议他一定要坚持，把这些好习惯当作生活的一部分，小张一直长期坚持，所以血压水平一直控制得很理想。

新发高血压患者如何把心态摆平衡

新发高血压患者往往会有两种心态：一种不在乎，觉得没什么大不了的；另一种则相反，表现得很紧张，生怕引发严重的并发症，甚至危及生命。其实，这两种心态都是失衡的。对待新发高血压，不能一味地怕，也不能不管。

◉ 甩掉过重的心理包袱，心平气和血压稳

在大多数人的认知里，高血压和糖尿病等疾病一样，基本上被定位成"终生不愈"，需要一辈子吃药控制血压。于是，这让许多人有了一种破罐子破摔的心理，对待高血压的治疗，态度非常消极。部分新发高血压患者发现血压增高后，思想负担很重，情绪不稳定，结果血压更高了，病情加重；也有的患者因降压治疗一时不理想，对治疗失去信心，变得焦躁不安、怨天尤人。

其实大家都应该明白，虽然高血压比较难缠，但新发高血压还是可以控制的。乐观阳光的心态对新发高血压的改善有积极正面的影响。如果能放下心理负担，改变生活方式，调节好情绪，新发高血压是可以逆转的。

◉ 只要治得早，就能使血压维持在正常水平

一般来说，新发高血压只要治得早，使血压维持在正常水平，就能够避免动脉硬化以及其对心脏、脑、肾脏的损伤，不会影响正常的生活和工作。而对于已经明确诊断三年以上、有动脉硬化的高血压患者，应该采取包括使用药物在内的治疗措施。临床多年统计数据表明，高血压的治与不治，后果是截然不同的。

经过系统治疗的患者，可以延缓病情进展，减少高血压引起的并发症，如脑出血、心力衰竭、肾衰竭等。实际上，长期血压控制良好的高血压患者，与没有患高血压的人结局一样，很少发生过早死亡。

专家连线

为什么新发高血压患者保持良好的情绪很重要

新发高血压患者情绪激动或不好时，可出现血压明显升高。患者的情绪变化常常导致血压不同程度波动。患者保持良好的情绪能使血压稳定。

新发高血压能否逆转，前 3~6 个月很关键

高血压在初露端倪时，有一个"黄金逆转期"，如果此时做好生活方式的干预，有望让高血压逆转，使血压恢复正常。那么，如何判断自己是否处于高血压的"逆转期"？如何逆转高血压呢？

● 抓住高血压的"黄金逆转期"：新发高血压时期

新发高血压时期，虽然身体功能开始紊乱，但是尚未对心脏、脑、肾等重要器官造成损害。此时动脉尚无严重器质性病变，血压经自身调节后可以恢复正常。尤其是儿童和青少年高血压，多数是新发高血压患者，为此，首先均采取生活方式干预，通过减重和运动干预，绝大多数儿童和青少年高血压能够逆转，不用药物也可恢复正常血压。

因此，此时进行有效的生活方式干预非常重要，此阶段的生活方式干预很有可能使血压恢复至正常水平，能避免继续滑向高血压的"深渊"，逆转高血压。部分新发高血压患者，正值入冬季节发现高血压，由于血压对气温敏感，气温每下降 10℃，血压会升高 6~8mmHg，为此，部分新发高血压患者在启动生活方式干预的同时，借助药物（如沙坦类）控制血压，待来年开春气温上升，3~6 个月后也能收获生活方式干预的效果，血压正常后可逐渐停用降压药物。

● 新发高血压患者有哪些症状表现

部分新发高血压患者会出现阵发性的头晕、头痛、耳鸣、失眠、手脚麻木、烦躁、心悸等症状，经过适当休息就可恢复正常。但是，大多数新发高血压患者可能并没有明显的不适症状，需要坚持定期测量血压。

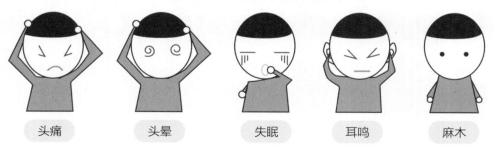

| 头痛 | 头晕 | 失眠 | 耳鸣 | 麻木 |

大家一定要高度重视新发高血压这一阶段，关注自己的血压，及时采取行动调整自己的生活方式，早干预、早逆转。

◉ 刚刚确诊高血压的患者，及时治疗也能逆转

刚刚确诊高血压的患者，如果血压 <160/100mmHg，没有合并其他危险因素，通过及时的干预也可以逆转。

《中国高血压防治指南（2018 年修订版）》，对血压水平进行了分级。

分类	诊室血压 /mmHg		
	收缩压		舒张压
正常血压	<120	和	<80
正常高值	120～139	和 / 或	80～89
高血压	≥140	和 / 或	≥90
1 级高血压（轻度）	140～159	和 / 或	90～99
2 级高血压（中度）	160～179	和 / 或	100～109
3 级高血压（重度）	≥180	和 / 或	≥110
单纯收缩期高血压	≥140	和	<90

注：当收缩压和舒张压分属于不同级别时，以较高的分级为准。

新发高血压多数是轻中度高血压，都有望逆转。具体逆转的方式有所不同。

新发高血压： 可以启动单纯的生活方式治疗，但要设立一个期限。如果 3～6 个月后，血压达到了目标水平，就逆转成功了，保持这个生活方式就行。

轻度高血压： 依然可以先启动生活方式治疗，看看能否逆转。先设定 1 个月的观察期限，期间做好血压监测。如果 1 个月后，血压依然不正常，可以启动药物治疗。然后坚持 3～6 个月的规范治疗，同时坚持强化生活方式干预，看血压是否能够达标。如果血压控制正常或是偏低，即可考虑对药物进行减量并逐步停药，停药后血压不再反弹，就说明逆转见成效。

中重度高血压： 可以立即启动药物治疗，待血压有所控制后逐步强化生活方式干预，严密观察 3～6 个月，血压下降至正常值后逐步减少降压药物。如果不反弹，可停药严密观察血压、继续强化以运动为主的生活方式干预，实现新发高血压的逆转。

怎样做能快速逆转，告别高血压

高血压是心脑血管疾病的首要危险因素，知道自己的血压状况并及时逆转很重要。如果你是新发高血压患者，可以通过改变生活方式来降低血压，长期坚持健康的生活方式有助于维持健康血压。

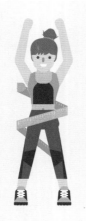

管理体重

研究表明，每减轻1千克体重就能够使收缩压平均下降0.5～2mmHg。体重应在6个月内下降5%～10%。严重肥胖者（BMI>35kg/m^2）减重应更严格，应使BMI降至28kg/m^{2}以下。减重也有助于改善睡眠呼吸暂停综合征。睡眠呼吸暂停导致机体短暂缺血缺氧，会使血压升高，使心脏跳动不规律。保持健康体重有助于血压恢复至正常范围。定期在家称体重，将体重保持在健康范围。

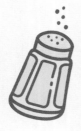

限制钠盐

过量摄入钠盐是血压升高的重要因素。建议减少钠盐摄入量，每日食盐摄入量控制在5克以下，适当增加钾的摄入量，通过蔬果摄入钾盐，可适当选择高钾低钠盐。学会查看食品标签，看看钠的含量是多少，尽量不食用钠超标的食物。减盐可降低血压2～8mmHg。

关注饮食

避免摄入高脂肪或高胆固醇食物。
注重富含钾和膳食纤维的蔬果营养搭配。
多吃全谷物，远离加工食品，特别是糖、脂肪和盐含量高的食物。
控制饮酒量，每日摄入酒精量不超过15克。

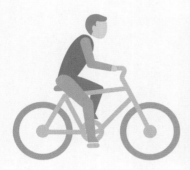

积极锻炼

积极锻炼与健康饮食紧密相连。如果你积极锻炼身体，并坚持健康的饮食习惯，能更好地减重。建议每周至少锻炼5天，每天至少30分钟。坚持锻炼，血压可下降4~9mmHg。请记住，高血压患者的健身运动一定要在阳光下进行。各种有氧运动，如快走、慢跑、跳舞、骑自行车和游泳均有利于血压逆转。

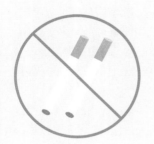

不要吸烟

吸烟严重危害健康，每次吸烟时，血压都会上升。戒烟可以降低血压，延长生命。

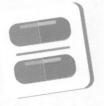

合理用药

对于新发高血压，及时采取控制措施，强化生活方式干预，往往可以收到很好的效果。至于要不要吃药，可以根据季节（寒冷）因素、血压高低状况综合考虑。部分新发高血压可同时采用药物控制血压3~6个月，减少新发高血压对动脉血管的损伤。具体用药需要医生根据具体情况来处理。

血压正常高值不要慌，也不能轻视

高血压患者都有一个从血压正常到血压高的演变过程，期间会经历血压正常高值过程。如果没引起注意、没做好防控，就会逐渐发展成高血压。

● 什么是血压正常高值

血压正常高值又称高血压前期、临界高血压、边缘性高血压，是血压界于正常血压和高血压之间的状态。一般未使用降压药，2次或2次以上不同时间测得的收缩压在120~139mmHg和（或）舒张压在80~89mmHg，即可确诊为血压正常高值。

● 如何防止血压正常高值发展为高血压

血压正常高值属于过渡阶段，处于该阶段的人属于高血压的易患人群。处于该阶段的人应密切关注血压变化，并积极寻找血压升高的原因，如情绪紧张、劳累、吸烟、超重肥胖等。

血压正常高值的治疗主要针对诱发因素采取非药物治疗手段，如生活方式的改善（戒烟、锻炼、限盐、减重等）和保持心情愉快。

专家连线

血压正常高值一定会转变成高血压吗

一部分血压正常高值者的血压经过生活方式的调整可逐渐恢复正常，有的血压正常高值者会发展为轻度血压升高，但不出现严重的靶器官损害。

但要注意某些特殊人群（年轻时处于生理性低血压和个子比较矮小者），血压正常高值，特别是血压≥130/80mmHg时已经处于高血压状态，必须采取积极有效的干预措施，降低升高的血压。

低盐饮食

每日食盐摄入量控制在
5 克以下

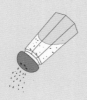

控制体重

$$体质指数（BMI）= \frac{体重（千克）}{身高的平方（米^2）}$$

控制在 18.5~23.9 千克 / 米^2

戒烟、戒酒

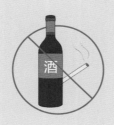

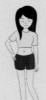

腰围（女性）
<85 厘米

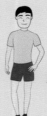

腰围（男性）
<90 厘米

坚持锻炼

保证每周 5 次以上，每次
30 分钟以上的阳光下有氧
运动

情绪稳定，乐观、积极向上

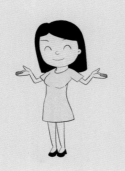

跑步

游泳

太极拳

广播体操

症状不明显的时候，可以不管吗

生活中有一些人，在体检的时候才发现自己血压偏高，平时身体并没有什么不适。出现这种情况，不要掉以轻心，而是要到正规的医院去做检查诊断。如果确认是高血压，就要严格进行干预了。

◉ 警惕"无声的杀手"高血压

随着生活水平不断提高，高血压俨然已经成为威胁我们健康的隐形杀手。可是，一种原本严格来说有头痛等症状的病症，是怎样严重威胁我们的健康，还被称为"无声的杀手"的呢？

我们称高血压是杀手并不过分，它是引起冠心病、脑卒中、肾功能衰竭的最危险因素，甚至会导致死亡。只是，为什么称高血压为"无声的杀手"呢？

高血压不像某些疾病，让人先感到痛苦，从而引起警觉。多数高血压患者常常没有什么自觉症状，它是隐蔽发展的，有的人不头痛、不头晕、不感觉难受，就这样悄无声息地发展，在以后的某天突然发病，甚至导致严重的后果。这种没有症状的病很危险。多数高血压患者的血压升高是一个漫长的过程，也是机体逐渐适应血压升高的过程，因而血压升高时并无自觉不适。因此，定期监测血压非常重要。否则，新发现的高血压，也许是多年的持续性高血压在某次体检等机会性筛查中发现，而并不是新发高血压。

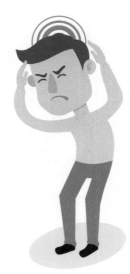

典型案例

有一位40多岁的中年男士，血压偏高而无自觉不适。有一次应酬完之后突然感到前下胸处隐痛，他还以为是自己的老胃病犯了，叫"120"急救车送往医院，在急诊室做心电图检查时，突然呼吸停止，抢救无效死亡。从发病到死亡，只有5小时。后来医生看到心电图，证实他是急性心肌梗死。很明显，这位男士的死亡与血压升高而导致心脏、血管、脑和肾等器官损害引起的猝死有相关性。

● 任由高血压发展，全身脏器都会受损害

得了高血压，直接受影响的是血管壁，因为它承受着最大的压力。不过幸好动脉壁较厚、有弹性，当血液通过的时候，它可以适当放松。血管内高压，首先损伤的是血管壁内膜层和血管壁中层弹力纤维，发生内膜细胞功能损伤和中层弹力纤维损伤，促发动脉粥样硬化斑块的形成，导致血管壁增厚和血管壁脆性增加。

正常情况下，血液流动的压力不会对血管造成伤害，但过高的压力会破坏血管的内膜，这是很危险的。因为血管的内膜细胞作用重大，它们担负着调控血压、阻止血液中的胆固醇颗粒往血管壁内侵入等一些对心血管至关重要的功能。而且，对血管内膜的损害还会促发和加重动脉粥样硬化。如果血压过高，而且长期居高不下，会进一步加快血管硬化，导致脑血栓、脑动脉血管破裂等危险性疾病。

高血压对人体健康的伤害，主要表现在对脑、心、肾等重要器官造成损害上，导致这些可能危及生命的重要器官发生动脉硬化、缺血缺氧性损伤。具体来说，高血压的危害可概括为"大心、小肾和卒中（脑卒中）"。

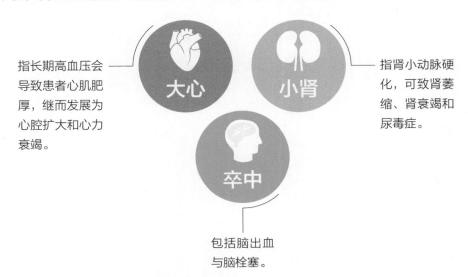

指长期高血压会导致患者心肌肥厚，继而发展为心腔扩大和心力衰竭。

大心

小肾

指肾小动脉硬化，可致肾萎缩、肾衰竭和尿毒症。

卒中

包括脑出血与脑栓塞。

心肌梗死、脑卒中、尿毒症就是高血压携带的三颗"炸弹"，一旦被这三颗"炸弹"击中，有可能受到致命的损害。而积极控制血压对于拆除这三颗"炸弹"尤为重要。

● 一图了解高血压的主要危害

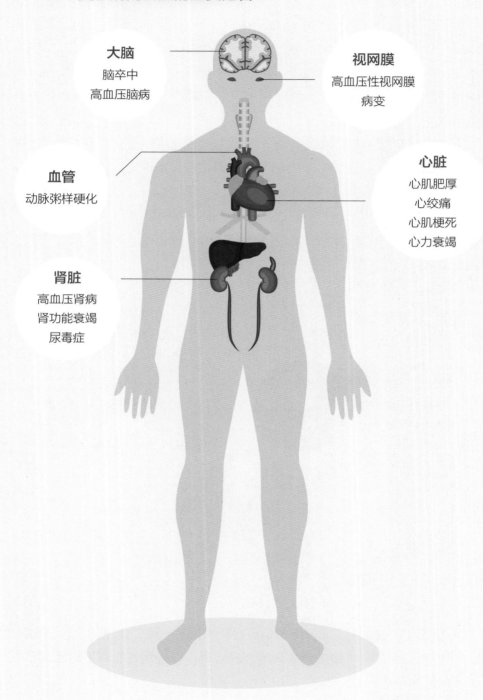

大脑
脑卒中
高血压脑病

视网膜
高血压性视网膜
病变

血管
动脉粥样硬化

心脏
心肌肥厚
心绞痛
心肌梗死
心力衰竭

肾脏
高血压肾病
肾功能衰竭
尿毒症

得了高血压，就需要吃一辈子药吗

有不少新发高血压患者感到十分恐慌，认为得了高血压就要一辈子服用药物，为此而忧心忡忡。得了高血压是否需要长时间用药，取决于升高的血压能否不用药物逆转，取决于导致血压升高的原因能否消除，取决于不健康的生活方式能否改变，并非所有的高血压患者都要长时间服用药物。

● 新发高血压患者要绕开"一辈子吃药"的魔咒

新发高血压患者不能盲目担忧"一辈子吃药"，在这种负面情绪的干扰下反而容易导致血压波动升高，这样对病情的控制是不利的。因此，还需要根据自身情况遵循医生意见，不能盲目紧张和焦虑。

● 哪些高血压可以先观察呢

临床上我们可以观察到，对于血压高出正常值不多的新发高血压，通过减重、锻炼、规律生活等，可以使已经升高的血压逐渐恢复正常，在很长一段时间内不用吃药，甚至一直不用吃药。

● 哪些高血压可暂时不服用降压药

1. 血压必须低于160/100mmHg，不仅要看血压数值，还必须强调是新发高血压。由于血压处于轻度升高，建议首先采取3~6个月的生活方式干预观察效果。

2. 新发的轻度高血压，在没有合并其他疾病的情况下，经过坚持有氧运动和健康饮食、控制体重、戒烟戒酒、规律作息、改善情绪等健康的生活方式强化干预，多数能获得康复，持续的生活方式改变可避免高血压的再次发生，至少能延缓高血压的发生，维护心血管的健康。如果血压能够恢复正常，那就继续坚持，可以不服用降压药。

如果3~6个月后血压未达标，首先要评估生活方式干预是否缺乏针对性，如超重肥胖导致的高血压，不有效减重，血压干预效果就不佳。如果做出调整仍不达标，就要开始遵从医嘱、服用降压药，同时继续坚持有氧运动和健康饮食等健康生活方式。

得了高血压，就一定会发展到患并发症吗

一般来说，假如一种疾病在发展过程中引起另一种疾病或症状的发生，后者就是前者的并发症。所以，所谓高血压的并发症，往往是说高血压引起的其他病症。血压正常高值或新发高血压，通常不伴有并发症。如果能及时采取生活方式干预，可逆转新发高血压。就是持续性高血压患者，如果能采取药物和非药物综合干预，有效控制血压，就能减少或避免高血压并发症的发生。如果不及时进行干预和治疗，身体各部位的血管就会逐渐发生病变，最终脑、心、肾、眼等器官的血管被损害，容易发生脑卒中、冠心病、高血压肾病、高血压眼病等。

高血压本身作为一种状态，并不那么可怕，它对人体健康产生的影响主要在于并发症。下面我们就来了解高血压主要会引起哪些并发症。

冠心病	临床大量数据显示，高血压患者患冠心病的概率是非高血压患者的 2 倍。我们所说的冠心病，其实就是冠状动脉粥样硬化性心脏病的简称。高血压可以损伤动脉内皮，所以会引发动脉粥样硬化，并且加速动脉粥样硬化的进程。动脉粥样硬化又会引起哪些危害呢？最常见的就是冠心病。而且，血压越高，患冠心病的危险性就越大。
糖尿病	高血压患者患糖尿病的概率是非高血压患者的 2 倍。糖尿病与高血压并存相当常见，二者都属于代谢性疾病，许多发病的危险因素都相关联，也是患者发生动脉粥样硬化和肾衰竭的重要原因。
血脂异常	高血压与总胆固醇升高和高密度脂蛋白水平降低密切相关。如果血脂代谢紊乱，就会使心血管疾病的危险性和发病率明显增加。动脉血压升高作为启动因子，直接损伤动脉内皮功能，促进胆固醇颗粒在血管内皮下沉积，导致动脉粥样硬化斑块的形成和发展。

左心室肥厚

在高血压患者中，有20%~30%可查到左心室肥厚，轻度高血压患者发生左心室肥厚的危险性比血压正常者高2~3倍，而重度高血压患者危险性可达10倍。左心室肥厚是心肌梗死的一个潜在危险因素，并影响左心室收缩功能，因此高血压所致左心室肥厚，是一个与心血管疾病发病率和死亡率密切相关的重要因素。

肾病

肾脏会因血压升高而受损，长期患高血压而没有得到妥善治疗，可引起终末期肾衰竭，或加速肾实质的破坏导致原发或继发的肾脏疾病。

周围动脉疾病

高血压使间歇性跛行的危险增加3倍，这是因为血压升高使下肢动脉发生动脉粥样硬化病变，阻碍下肢的供血供氧，在行走活动时出现血管病变远端肢体缺血，引起病变肢体的肌无力或疼痛。

哪些高血压不能逆转

虽然新发高血压大部分是可以逆转的，但并非所有的高血压都能够逆转。如果高血压导致的动脉粥样硬化已经发生，那么这种情况是不可以逆转的，需要坚持药物治疗和生活方式干预。

◉ 高血压引起的动脉粥样硬化是怎样形成的

动脉血流压力增大，直接损伤动脉中层的弹力纤维，通过反馈机制促使动脉管壁发生增厚性改变，在颈动脉超声检查中可以直接观察到内中膜增厚。动脉管壁增厚，导致动脉弹性下降、管壁脆性增加，进一步升高血压。

高血压常伴随脂质代谢紊乱。动脉血流压力增大，首先损伤动脉内膜细胞功能，使内膜细胞发生卷曲等损伤性改变，作为动脉粥样硬化斑块形成的启动因子之一，促进了动脉粥样硬化斑块的形成和发展。尤其是伴血脂异常者，长期血脂异常易形成动脉粥样硬化，会对心脑血管造成危害，加重原有的高血压危害。

动脉粥样硬化是动脉硬化的一种。血脂异常在动脉粥样硬化的发生和发展中起重要作用。动脉粥样硬化初期，内皮细胞受到高血压的损害，脂质更容易沉积于动脉管壁内皮下，导致动脉粥样硬化的发生和发展。所以，降血压的同时不要忽视降脂。

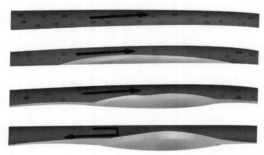

血管健康，血液流通顺畅

脂肪堆积，形成粥样硬化斑块，血液流通受阻

堵塞严重，远端组织供血不足，血管壁变脆

血管完全堵塞，血液循环受阻

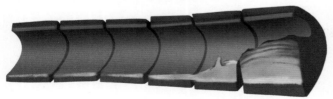

导致血管堵塞的罪魁祸首是低密度脂蛋白胆固醇，如果不防微杜渐，最终将诱发脑卒中、心肌梗死等致命性疾病

戳穿雷人的高血压谣言

谣言
父母患有高血压，子女就一定会得高血压

调查发现，高血压患者的子女患高血压的概率明显高于父母血压正常者。然而，高血压是多种因素共同作用的结果，当遗传因素与环境因素共同发挥作用时，疾病才会最终发生。父母患有高血压，子女不一定会得高血压，但更应养成并坚持健康生活方式，定期监测血压（未患病前至少每年测量一次血压）。

谣言
血压降得越快越低越好

有人认为得了高血压就要赶快采取降压措施，尽快把血压降到正常值。其实，降压治疗的原则是缓慢、平稳，通常要在4~12周达到降压目标。如果血压下降过快、过低，尤其对于长期高血压患者，由于动脉已经发生硬化改变，重要脏器供血不足，会出现一些不适，如头晕等。

谣言
高血压患者不能吃蛋黄

蛋黄含有较高的胆固醇，于是出现了高血压患者忌食蛋黄的说法。科学证明，这种说法过于绝对。高血压患者到底能不能吃蛋黄要根据自己的病情而定，如果不合并高胆固醇血症，不必过于限制；如果合并高胆固醇血症或有动脉粥样硬化时，则应加以限制，鸡蛋每周吃3~4个即可。

谣言
药物伤肝肾，用食物降压可以不吃药

血压高才是伤肝肾的元凶，对肾伤害尤其严重。长期高血压可引起肾小动脉硬化，导致高血压性肾病，严重者会引发尿毒症。所以服用降压药是为了保护肾脏，减少并发症，把高血压带来的危害降到最低。不少食物虽然含有调节血压的物质，但只能作为辅助调理手段，并不能取代降压药的作用。

谣言
对别人有效的药对我也一定有效

血压水平、危险因素、相关疾病、遗传基因等因人而异，这就决定了高血压在治疗上存在着明显的个体差异。例如，一位高血压合并支气管哮喘的患者，听朋友说 β 受体阻滞剂降压效果好，于是自行服用，结果却诱发了哮喘发作。现如今降压药有五大类，还是把选药开处方的工作交给医生吧。

谣言
运动会使血压升高，高血压患者不宜运动

适度运动不仅能产生明显的降压效果，改善血液循环，增强心血管功能，还有助于控制体重、降低血脂、促进机体代谢。高血压患者应坚持适度的室外有氧运动，比如散步、慢跑、骑自行车等，并以耐受度和遵医嘱为标杆。

谣言
晨练比暮练好

早晨，人的血压较高，血压波动也比较大，血栓形成的危险性相对增加。对于高血压患者来说，有氧代谢运动的理想时间应选择在黄昏、晚饭前。睡觉前不宜做大量、剧烈的运动，过度兴奋会影响睡眠。

谣言
吃补品、偏方也能够根治高血压

一旦患有不可逆转的原发性高血压，就需要终身治疗，通过药物治疗与建立健康的生活方式来控制血压，而非"根治"。因此，那些宣称"几个疗程治愈高血压""永不复发"的补品和偏方都是无稽之谈。

第二章

2~3 年内的
新发高血压，
绝大多数可逆转

新发高血压如何早发现

怎样尽早发现高血压？记住这几点就行

随着医疗检查技术的提高，体检和血压计的普及，发现高血压已经不是一件难事了。但是，每年仍有不少人因为高血压而发生意外情况。这是为什么呢？因为高血压是"无声的杀手"，它的存在以及它的危险性常常被我们所忽略。

● 即使你血压正常，也要有良好的自我保健意识

高血压通常没有症状，少数人可能有头晕、头痛或鼻出血等症状，然而许多人即使患高血压多年，甚至血压很高，仍然不会感到不舒服。所以，体检的时候血压正常以及没有任何症状，并不能表明你跟高血压完全没有任何关系。而且，即使你真的血压正常、身体健康，也要有良好的自我保健意识。成年人每年应至少测量一次血压，如果血压已经处于正常高值范围，每半年至少测量一次，才能让自己长久地远离疾病。所以，我们要时刻有防范意识，在日常生活中做到下面4点，得了高血压就能早日发现。

1 患者和家人都要测血压

家里如果有高血压患者，除患者要经常测血压外，家人也要经常测血压。

2 有空就去测测血压

闲暇时，建议经常去药店或单位的医务室测一下血压，对自己的血压状况做到心中有数。

3 如果有伴随症状，要定期测血压

如果经常出现头痛、头晕等症状，最好定期监测血压，对早日发现高血压很有帮助。特别是有症状时测量血压，症状消失后再次测量血压，以甄别出现症状与血压的关系。

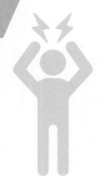

4 过了35岁，定期测血压

建议大家，无论男女，35岁之后，每年测一次血压。如果有高血压、心脏病等家族史，你就是高血压易患人群，成年后就应该至少每半年测一次血压。临床上经常发现，有不少人的高血压症状根本不明显，但发现患病时血压已经很高了，这就是没有在平时定期测血压的后果。

血压悄悄升高，这些身体表现不要忽视

许多高血压患者常常因为症状不明显而容易大意，有些患者甚至在发生严重合并症时才发现自己患有高血压。因此，及早发现高血压尤为重要，出现这几种表现时，一定要引起警惕。

◉ 头部表现

头痛，部位多在后脑部、前额部、太阳穴（双侧或单侧），多为搏动性胀痛，也可仅有头晕、头沉，有压迫感、颈项紧绷感。很多患者在刚睡醒后出现头痛，于剧烈运动、情绪紧张或疲劳后加重。有些人也有脑中嗡嗡响、耳鸣等症状，高枕卧位时及起床后头痛可减轻。少数人出现记忆力减退，注意力不集中，面色潮红。

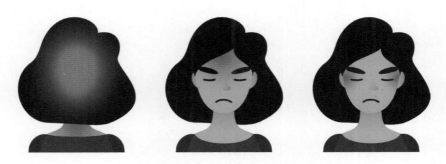

高血压常引发的头痛部位：后脑部、前额部、太阳穴

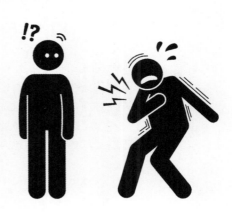

◉ 心脏表现

少数人会出现心脏不适，表现为心慌、心跳不适、胸闷等。

◉ 视力减退

　　40多岁的王先生感觉近两年视力减退明显，以为是自己年纪大了，没在意。近来又经常头晕、头胀，他去附近医院检查，不料测得血压高达180/100mmHg。

　　视力减退，病根未必在眼睛。当高血压发展到一定程度，特别是血压明显升高时，眼底视网膜上的小动脉发生痉挛收缩，因血流减少而导致视力下降。

◉ 眼中布满血丝

　　30多岁的小李经常眼睛红肿，还布满血丝，他以为是整天打电玩的缘故，于是买了一些缓解眼疲劳的滴眼液。有一天，他从沙发上站起来的时候，突然双眼出现一过性黑蒙。到医院检查，测得小李的血压是190/120mmHg。

　　如果眼中布满血丝，且较长时间不能消退，尤其是合并头晕、头痛等其他不适时，一定要及时测量血压。

出现哪些表现，可能是得了高血压

一般情况下，许多高血压患者无自觉症状，但血压高时也可能有以下表现。

1. 时有头痛，并伴有后脖颈僵硬或肩膀酸痛。

2. 常感到头昏脑涨，伴有眼花。

3. 睡不好觉，夜梦多，起床后精神差。

4. 总感觉全身疲倦、酸软无力、胸闷心慌。

出现以上表现时可能提示得了高血压，要引起注意。

确诊高血压的黄金标准

以下标准适用于 18 岁以上的成年人。

◉ 需要非同日测量 3 次

正常血压是指收缩压在 90～119mmHg，舒张压在 60～79mmHg。未使用降压药的情况下，非同日 3 次测量收缩压≥140mmHg 和／或舒张压≥90mmHg，可诊断为高血压；既往有高血压史，目前正在服用降压药的情况下，血压虽低于 140/90mmHg，也应诊断为高血压。

◉ 高血压患者血压控制满意标准

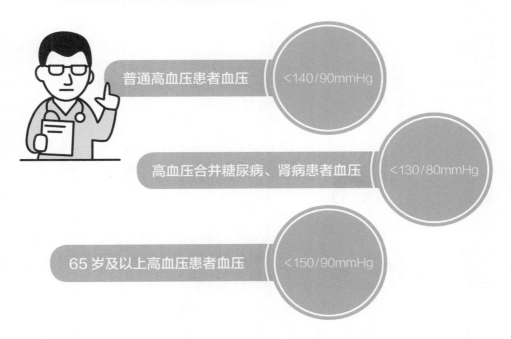

普通高血压患者血压 <140/90mmHg

高血压合并糖尿病、肾病患者血压 <130/80mmHg

65 岁及以上高血压患者血压 <150/90mmHg

专家连线

什么是收缩压和舒张压

收缩压也称高压，是当心脏收缩射血时形成的血压；舒张压又叫低压，是在心脏舒张状态时形成的血压。需要注意的是，这里的"收缩"和"舒张"是指心脏的收缩和舒张，而非血管的收缩和舒张。

准确测量你的真实血压，减少错误判断

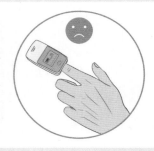

手指血压计　手指血压计是指插入一根手指测量血压的装置。手指血压计通过手指基部测量人体血压和脉搏，将测得的数据输入存储器，并通过显示器读出来。手指血压计的优点是便于携带，但这种方法测量误差较大，一般不推荐使用。

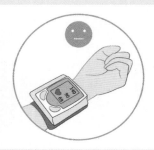

腕式血压计　测量时将腕带缠绕于腕横纹之上，按下开关，能自动测出血压的数值。因为测的是腕动脉压，测量过程干扰因素比较多，测量数值会有偏差，但携带方便，适合出差、旅行时使用。

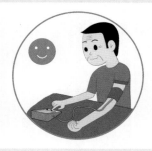

上臂式血压计　测量时，将袖带卷绑在肘关节上方1~2厘米上臂处，手心向上，卷绑松紧适度（可插入1~2根手指）。按下"开始"键进行测量，并记录数值。上臂式血压计测的是肱动脉压，数值较为准确，推荐使用经过国际标准方法认证合格的上臂式电子血压计。

　　测量血压通常是指肱动脉处测得的体表动脉压，因此测量上臂的血压值是最准确的。

　　人体血压影响因素比较多，包括心理活动的影响，有一种常见的血压测量即时波动现象，是指在测量血压的行为或过程中，人体血压发生了变化。经研究观察发现，52%的人存在血压测量即时波动现象。因此，每次测量血压必须连续测量2次以上，以读取血压稳定后的真实血压值。

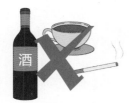
禁酒、咖啡、烟

排空膀胱

安静休息 5 分钟

测量中

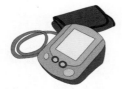
推荐使用上臂式电子血压计

早上起床后 1 小时内测量

晚上睡觉前 1 小时内测量

露出上臂，绑上袖带并使袖带与心脏在同一水平线，双腿不可交叉，双脚自然放平

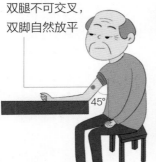
45°

测量时保持安静

袖带松紧以能插入 1~2 根手指为宜，距肘关节 1~2 厘米

把袖带气囊的中心放到肘窝内侧肱动脉处

开始测量，记录结果，休息 1 分钟后重复测量，测量 2~3 次取平均值

测量频率

开始治疗、调药时或血压不稳定阶段，每天同一时间测量，连续测 7 天（至少 3 天），取后 6 天（或后 2 天）血压平均值。血压控制稳定后，每周测量一次即可。

血压控制不好的原因有哪些

得了高血压最主要的任务就是平稳控制血压，让血压保持在正常范围，但是有些人的血压总是忽高忽低，这就要从自身找原因了。

● 为什么血压会忽高忽低

1. 要考虑测量血压的方式是否正确，如果不正确，特别是存在血压测量即时波动现象，就会出现测量值高估、波动过大等现象。

2. 身体及情绪的变化会导致血压发生波动，比如焦虑等。

3. 疾病因素，如甲状腺功能异常、糖尿病等，可能导致血压发生波动。

专家连线

什么样的血压波动不用担心

人的血压一天中会出现有节律的波动，这是机体进行自我调节与环境相适应的结果，高血压患者需了解血压的这种波动特点。

一天24小时之内，人的血压有2个高峰和2个低谷：6~9点为第一个高峰，12~14点为第一个低谷，16~20点为第二个高峰，此后血压下降，晚间睡眠后出现第二个低谷，而且存在明显的个体差异。正常人血压的波动范围在30mmHg左右。

4. 不规范用药会导致血压发生波动，包括擅自增加药量或者频繁调药；血压升高就吃药，不高就不吃药等。

如果血压总是忽高忽低，请先考虑是不是上述因素导致的，然后有针对性地解决这些问题。还有部分人存在"白大衣高血压"或是"白大衣效应"，是指在医院测量血压升高，自测血压不升高或是低于诊室血压的现象。因此，建议多开展家庭自测血压。

● 测血压为什么会出现误差

如果自测血压与在医院就诊时测得的结果相差悬殊，就要咨询医生，找出可能存在的原因。

1. 疾病的影响。心房颤动和其他心律失常患者由于每次心输出量不等，在测血压时会得到不同的测量结果，所以应多测量几次，取平均值。但要注意，不能连续测，每两次测量之间要休息片刻，使上臂血流恢复正常后再测。

2. 袖带的长度对准确测量血压十分重要。袖带太长，测得的血压会比实际血压低；袖带太短，测得的血压会比实际血压高。测血压的袖带还应区分儿童用和成人用，上肢用和下肢用。

这两种特殊高血压，需要格外警惕

高血压有一些特殊类型，比如有的人在特定情况下血压高，对于这些特殊情况，需要提高警惕，及早干预。

● 假性高血压管理不好也会发展成高血压

有一些人在医院测血压的时候显示血压升高，可是回到家里自测血压或是 24 小时动态血压监测又显示正常，这就是假性高血压，也称"白大衣高血压"。这样的血压升高主要是由于心理紧张导致的。

虽然假性高血压不算真正意义上的高血压，但这一类人易患高血压，如不重视，就可能转为高血压。因此应该尽早干预，采取调整生活方式、限盐、进行有氧运动、减少不良情绪刺激等非药物手段。

● 隐匿性高血压更可怕

与"白大衣高血压"相反，隐匿性高血压通常表现为医院检测显示正常，但是家中自测或做动态血压监测时，显示血压升高。典型的隐匿性高血压如单纯夜间高血压、单纯清晨高血压，由于病情的隐匿特征，不易被发现，患者不能得到及时的治疗，更容易引发动脉硬化、左心室肥厚、脑血管疾病及肾脏疾病。

● 中老年人需多关注单纯清晨高血压

通常情况下，血压会随年龄增长而升高，再加上中老年人易受睡眠质量下降、精神压力及情绪波动较大等因素的影响，使其成为隐匿性高血压的青睐者。

老年高血压患者中 1/5 以上存在晨峰高血压，这是对健康危害极大的一种血压波动类型，容易在清晨诱发心脑血管意外。这是一种清晨睡来后出现血压快速大幅上升的血压快速波动现象，部分晨峰高血压就表现为单纯清晨高血压，建议做动态血压监测，明确是否存在晨峰高血压。

识破隐匿性高血压的真面目

高血压是魔鬼，警惕这个魔鬼在夜间出没

　　无论是白天血压正常的人群还是白天血压升高的人群，夜间高血压均有较高的发生率。部分体形肥胖、夜间打呼噜的新发高血压患者夜间血压不降反升，呈反杓型变化。在血压波动中，夜间血压的升高极其隐蔽，且与心血管疾病死亡风险密切相关，新发高血压患者需十分警惕。

◉ 防止夜间高血压"暗中伤人"

　　《欧洲高血压学会/欧洲心脏病学会高血压管理指南》指出，夜间（或睡眠）收缩压≥120mmHg或舒张压≥70mmHg，可以认定为"夜间高血压"。夜间血压升高有以下两种情况。

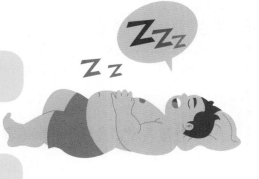

单纯性夜间高血压

日间血压<135/85mmHg
夜间血压≥120/70mmHg

昼夜持续型高血压

日间血压≥135/85mmHg
夜间血压≥120/70mmHg

　　一项研究显示，国人单纯性夜间高血压（22时至次日4时平均血压≥120/70mmHg）患病率为10.9%，意味着每十个人中可能就有一例。由于夜间高血压十分隐秘，早期不易被发现，特别是中青年糖尿病、心肾功能损伤、嗜酒、肥胖的患者，往往伴随高血压而不自知，最好的办法是做24小时动态血压监测，警惕夜间高血压带来的危害。

◉ 夜间高血压的危害不容小觑

我们知道，高血压会对重要器官如心脏、肾脏、脑血管造成损害。研究发现，夜间高血压对重要器官和心血管事件的影响，更甚于普通高血压，因此应更加重视，以期将全天血压有效控制在合理范围。

一项爱尔兰都柏林高血压门诊患者随访研究发现，夜间血压升高是心血管疾病死亡最显著的预测指标，其后依次为 24 小时血压、白天血压和诊室血压。

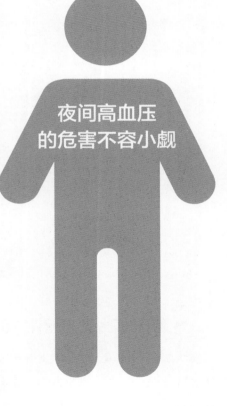

夜间血压

每增加 10mmHg
心血管疾病死亡风险增加 21%

24 小时血压

每增加 10mmHg
心血管疾病死亡风险增加 19%

白天血压

每增加 10mmHg
心血管疾病死亡风险增加 12%

诊室血压

每增加 10mmHg
心血管疾病死亡风险增加 6%

夜间高血压
的危害不容小觑

夜晚睡觉爱打呼噜的人，要格外警惕

打呼噜，是人们在睡眠时由于呼吸道不通畅，发出呼噜声，常见于肥胖者，但是轻度打呼噜不是病态。有一种严重的呼噜，它的特点是睡眠时可导致呼吸暂停，容易引起夜间血压升高，新发高血压患者更应注意自己的呼噜。

◉ 什么是阻塞性睡眠呼吸暂停低通气综合征

人们在睡眠时的呼吸频率及深浅不是绝对均匀的，可以有短暂的呼吸暂停。如果一个成人在 7 小时的呼吸睡眠监测时间内，至少有 30 次呼吸暂停，或每小时呼吸暂停的平均次数大于 5，每次发作时停止呼吸达 10 秒或更长时间，并伴有血氧饱和度下降，这种由气道阻塞引起的"打呼噜"是病态的，在医学上称为阻塞性睡眠呼吸暂停低通气综合征。

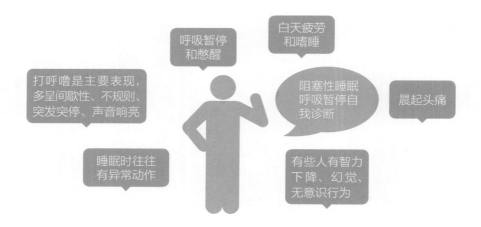

◉ 阻塞性睡眠呼吸暂停可引起血压升高

大量研究证实，阻塞性睡眠呼吸暂停是引起高血压的独立危险因素。流行病学调查显示，在阻塞性睡眠呼吸暂停低通气综合征患者中，高血压的患病率为 50%～80%，且其血压增高程度与阻塞性睡眠呼吸暂停的严重性密切相关。在阻塞性睡眠呼吸暂停低通气综合征患者中，有 50% 以上合并高血压；而原发性高血压患者中，约有 30% 的人合并阻塞性睡眠呼吸暂停低通气综合征。夜间睡眠呼吸暂停伴高血压者，更多表现为夜间血压升高。

高血压有害，血压波动害处更大

高血压是造成心、脑、肾等靶器官损伤的直接原因，这已是众所周知的健康常识。然而越来越多的循证医学证据表明，血压过度波动对身体的损伤甚至大于血压升高本身。为最大限度地降低血压波动带来的健康风险，新发高血压患者应该注意确保血压在降低过程中相对平稳。

● 血压波动的危害大于高血压

高血压是引起冠心病、脑卒中等多种疾病的罪魁祸首。其实，与高血压相比，血压忽高忽低引起的波动对于心、脑、肾等靶器官的危害更大。人的血压受到很多因素的影响，气候、体位、活动、进食、饮茶、吸烟、饮酒、情绪激动或精神紧张等都会影响血压，所以血压是波动变化的。

血流动力学监测发现，高血压对靶器官造成损伤的相关系数为 0.3，而血压波动性与靶器官损伤的相关系数达到 0.6，说明血压波动性对靶器官的损伤程度更为严重。

2017 年北京天坛医院开展了一项前瞻性队列研究，该研究共纳入 52387 名参与者，结果证实血压波动性每增加 4.68% 则全因死亡风险上升 13%，心血管事件发生风险上升 7%。该研究结论指出，血压波动性与中国人群全因死亡和心脑血管事件发生率密切相关。

● 如何降低季节性血压波动产生的危害

人体的血压，一天中不同时间段有波动。一年四季，血压也会随季节的变换而波动，尤其是在炎热的夏季和寒冷的冬季，血压会发生季节性波动。所以有些高血压患者需要在不同季节应对血压的波动，主要方式是生活方式的改善和季节性药物调整。

冬季，寒冷的刺激可以加重高血压。研究显示，周围气温下降 10℃，血压会升高 6~8mmHg。因此，高血压患者过冬要注意：关注天气预报，寒流冷空气侵袭、气温骤降时，及时添加衣物；选择着装时，遵循轻便的原则；减少户外活动，可改为室内锻炼。

做 24 小时动态血压监测至关重要

医生常会建议血压异常的患者进行 24 小时动态血压监测，有人则疑惑："我家里备有血压计，自己多测几次就可以了，没必要做这个监测。"那么，24 小时动态血压监测是什么？ 24 小时动态血压监测是否等同于自己多测几次血压呢？

● 24 小时动态血压监测报告，值得珍藏一辈子

24 小时动态血压监测是让受检者佩戴一个血压自动监测装置，回到日常生活环境自由行动，这是一项自动间断性定时测量日常生活状态下的血压水平及波动状态的测量技术。通常白天每 20 分钟测量一次，晚上睡眠期间每 30 分钟测量一次。确保 24 小时期间血压有效监测，每小时至少有 1 个血压读数。有效血压读数应达到总监测次数的 70% 以上。动态血压监测指标包括 24 小时、白天（清醒活动）、夜间（睡眠）收缩压和舒张压平均值。监测结束后，我们可以从监测报告上简单直观地看到一天血压的全貌，了解血压波动的特点。现在大部分医院都有 24 小时动态血压监测仪，做这个监测很方便。对于一个新发高血压患者，在没有使用药物干预背景下的动态血压监测记录，能全面反映个体的生理状态下血压水平及波动节律，这份监测报告更是值得珍藏一辈子。患者可以在医生的建议下进行动态血压监测，以便医生发现隐匿性高血压和难治性高血压等。由此可见，自己多次测量血压并不等同于动态血压监测，无法真正还原日常活动状态下的血压特征，尤其夜间血压是诊室和家庭血压的测量盲区，不能足够客观真实地反映血压情况。

● 排除"白大衣高血压"，避免吃"冤枉药"

总有这样的患者，他们在医生诊室测量血压时血压升高，而在家测量时血压正常，可能是当环境改变和看到"白大衣"时不由自主地产生紧张、焦虑情绪，交感神经活动增强的缘故。通过 24 小时动态血压监测，患者自身携带测血压装置，脱离医疗环境回到熟悉的日常生活，可以帮助排除假性高血压和确诊真性高血压，尤其适用于年轻患者或性格内向、精神紧张者，对提高新发高血压患者或血压正常高值者的检出率具有临床意义。

● 找到"血压峰值"，有利于医生给出治疗方案

理想的治疗方案应该使全天 24 小时内的血压得到有效控制，我们称之为血压的全面达标。在许多情况下，24 小时动态血压监测可用来评价目前降压治疗方案是否合理，判断降压药物的治疗效果。根据血压高峰与低谷时间，调整治疗方案，根据个体药效差异，从时间治疗学角度出发，选择合适的降压药物、调整剂量和服药时间、调整给药次数与间隔时间，能有效控制血压，减少药物的不良反应。

● 动态血压的正常值是多少

中国高血压联盟推荐国内的动态血压正常值如下。

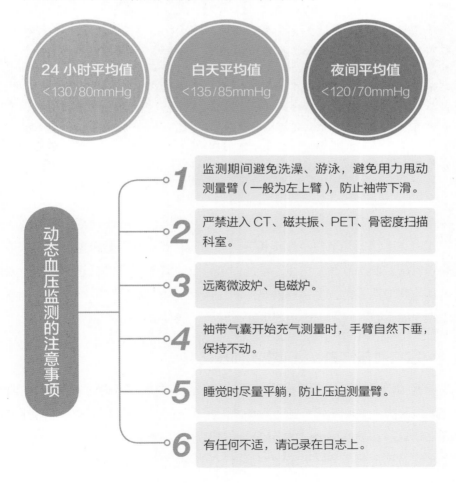

24 小时平均值
<130/80mmHg

白天平均值
<135/85mmHg

夜间平均值
<120/70mmHg

动态血压监测的注意事项

1 监测期间避免洗澡、游泳，避免用力甩动测量臂（一般为左上臂），防止袖带下滑。

2 严禁进入 CT、磁共振、PET、骨密度扫描科室。

3 远离微波炉、电磁炉。

4 袖带气囊开始充气测量时，手臂自然下垂，保持不动。

5 睡觉时尽量平躺，防止压迫测量臂。

6 有任何不适，请记录在日志上。

消除高血压夜间管理盲区

超重肥胖、夜间打呼噜、高盐饮食者常常出现夜间血压升高。夜间血压若控制在合理范围，可以有效降低心血管疾病发生风险。新发高血压患者掌握高血压夜间管理策略，可以提高逆转高血压的成功率。

● 24 小时动态血压监测诊断夜间高血压

典型案例

32 岁的张先生身高 165 厘米，不吸烟但喜欢喝酒，每天饮酒 250 克左右，情绪易激动，不喜欢运动。1 年前单位组织体检，张先生血压在 130/80mmHg 左右，但他没在意。今年单位再次组织体检，发现张先生体重上升为 85 千克，体质指数（BMI）高达 31.2 千克/米²，腰围 105 厘米。医生建议他做 24 小时动态血压监测，结果令张先生大吃一惊：他白天血压正常，夜间血压明显升高，高达 140/95mmHg。医生诊断张先生为"夜间高血压"，进一步详细了解情况后认为张先生没有其他危险因素，可以先不服用药物暂时观察数周，但必须严格配合改变生活方式的辅助疗法：限酒或不饮酒，减少进食量，晚餐不进食主食，有效控制体重，保证情绪稳定，遇事不急不躁，并每天坚持有氧运动。张先生严格遵从医嘱一段时间后，夜间血压降下来了，心态和身体都越来越好。

近年来随着 24 小时动态血压监测的广泛使用，发现在诊室血压正常的人群中有相当比例的隐匿性高血压和夜间高血压存在。尤其是夜间高血压只能通过动态血压监测来诊断，由于不能及时被诊治，其靶器官的受累严重程度显著高于其他高血压人群，也可以说是高血压防治的主要盲区。夜间血压监测纳入血压管理很重要，有助于确定该患者是否为夜间高血压患者。

● 家庭血压自测仪提示夜间血压情况

随着生活水平和健康意识的提高，越来越多的家庭拥有家庭血压自测仪。新发高血压患者在降压治疗的过程中进行家庭血压自测观察疗效，可以定时测量晚上睡觉前和早晨醒来时的血压，尤其是睡眠中若发现有不适症状时，可以使用家庭血压自测仪及时记录数据供自己和医生参考。睡前和晨起时间段血压增高，往往提示存在夜间高血压可能。有肥胖症、代谢综合征或糖尿病、高血压和心脑血管疾病家族史等的高危患者，更要加强夜间血压管理，及时记录夜间血压数据。

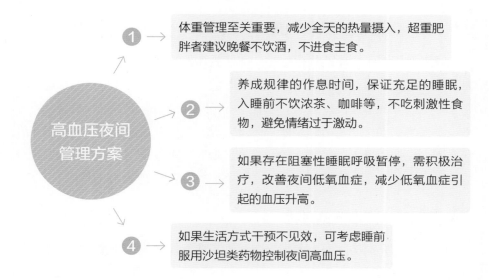

高血压夜间管理方案

1 → 体重管理至关重要，减少全天的热量摄入，超重肥胖者建议晚餐不饮酒，不进食主食。

2 → 养成规律的作息时间，保证充足的睡眠，入睡前不饮浓茶、咖啡等，不吃刺激性食物，避免情绪过于激动。

3 → 如果存在阻塞性睡眠呼吸暂停，需积极治疗，改善夜间低氧血症，减少低氧血症引起的血压升高。

4 → 如果生活方式干预不见效，可考虑睡前服用沙坦类药物控制夜间高血压。

容易被人忽略的晨峰高血压，危害超出想象

心源性猝死或脑出血，大多发生在家中，晨峰高血压便是危险因素之一。了解晨峰高血压的危害，及时管理血压，可以有效避免心脑血管事件的发生。

典型案例

38岁的周教授平时总是喝浓咖啡熬夜研究课题，每天早晨起床后都会到学校操场打篮球唤醒疲惫的身体，就在前几天，周教授晨练时，突然晕倒在地，还好及时送到医院，没有造成严重的后果。经医生细细追问，周教授说起近几个月来，早晨起床后会出现不同程度的头晕，但头晕的时间较为短暂，稍作休息后就好了，他也就没当回事。其实，这是晨峰高血压惹的祸。在医生的建议下，周教授配合做动态血压监测，发现存在晨峰现象。周教授治疗上配合睡前服用100毫克氯沙坦钾片，日常从改变作息习惯、进行适当的体育锻炼开始，早起自测血压，逐渐养成科学合理的生活习惯，晨起头晕的症状不再出现了。

● 自测血压筛查晨峰高血压

新发高血压患者清晨自测血压，有利于及时发现晨峰高血压，以防止意外发生。

● 为什么会出现晨峰高血压

晨峰高血压源于血压的昼夜规律。即使是血压正常者，血压水平也会呈现较为明显的昼夜节律。正常情况下，觉醒时的收缩压和舒张压会比睡眠时增加10%~20%，如果上升幅度过大，平均水平超过 35mmHg 以上，则属于病理状态，对人体有害，就要引起重视。一般来说，晨峰高血压的发生与自身的生理状况不佳、钠盐摄入过多、吸烟饮酒、患糖尿病等危险因素有关，血压管理不善如降压药物不规范使用等也是导致晨峰高血压的重要原因。

● 警惕晨峰高血压的危害

清晨血压的升高会对心脏、大脑、肾脏和血管等造成严重损害。心脑血管疾病高发的时间段就是在清晨。流行病学调查显示，约有 40% 的心肌梗死和29% 的心源性猝死发生在清晨时段。清晨这个时段脑梗死的发生率是其他时段的 3~4 倍。所以脑梗死患者或脑梗死高危人群尤其要平稳控制清晨血压。此外，晨峰高血压患者颈动脉粥样硬化的相对风险增加 5 倍，还可能加重慢性肾脏病患者肾功能损伤。调查显示，我国约 60% 诊室血压得到控制的患者，夜间和清晨血压并未被很好地控制，基本属于血压管理的盲区。

● 高血压患者应注意清晨饮水

现代医学认为，水是构成人体组织的重要成分，体内新陈代谢都需要水参与才能完成。早晨吃干食又无饮水习惯的人，血液黏度较高，易诱发心血管疾病。高血压患者在早晨起床后马上喝杯温水，可以起到稀释血液的作用，早晨服用降压药的患者，同时将降压药一同送服，可减少心血管事件的发生。

新发高血压的主要逆转措施

运动为主导，可以帮你高效逆转新发高血压

和肥胖、作息时间不规律等因素一样，长期不运动也是高血压过早发病的重要原因之一。英国权威医学杂志《柳叶刀》曾公布过一项研究成果，认为全球有 1/3 的成年人运动量不足。你能想象得出来吗？人真的能够"懒出高血压"来。

● 常犯懒，不运动，等来高血压

人如果一天两天不运动，没关系。但如果经常不运动，身体的气血运行就会变慢，肌肉也会松弛无力，如果再加上饮食太过油腻、生活不规律，就很容易因为脂肪沉积，诱发心脑血管疾病。

遗憾的是，当下的年轻人，主流生活方式似乎就是"宅家"，下班就宅在家里上网，宁愿逛网店也不愿出门逛商场。这些人需要引起警惕，当心高血压找上门。

典型案例

有一个小伙子，20 岁左右，刚上大三，学的是计算机编程专业，基本上每天都是对着电脑一动不动，几乎不出去锻炼身体。另外，他还是一个无肉不欢的典型"食肉族"，怕他学习太累身体吃不消，家里总是变着花样为他补充各种营养。

结果，过完年他开始经常觉得恶心、想呕吐，起初大家都觉得是因为过年肉吃得多，吃坏了肚子，影响消化。结果他这种感觉持续不消，到医院一检查，血压 160/95mmHg，对他这个年龄段的年轻人来说，这个血压值是很高的。他的恶心、呕吐症状就是高血压在捣乱。而病因主要是他长期不运动，又爱吃肉、口味重，这些不良习惯综合起作用，使年纪轻轻的他患上了高血压。

因此，不管多大岁数，如果你是个长期不运动的人，在情绪激动或劳累后感到头晕、头痛、眼花、耳鸣、失眠、乏力、注意力不集中等，都有可能是出现了高血压的症状。

◉ 逆转新发高血压适合做哪些运动

虽说运动是控制血压的有效方法，但并非所有的运动都适合控制血压。运动分为有氧运动和无氧运动，适合逆转新发高血压的是室外阳光下有氧运动。

有氧运动是增加氧气消耗的运动，具有代表性的有氧运动有快走、慢跑、骑车和游泳等。

另外，徒步外出也是很好的有氧运动。在现代生活中，人们进行运动的机会越来越少，把徒步外出融入生活，是很好的有氧运动。快走去商场购物，上班时提前下车步行去公司，不乘坐电梯改爬楼梯，这些活动都会让你消耗掉与做专项运动相同的热量。

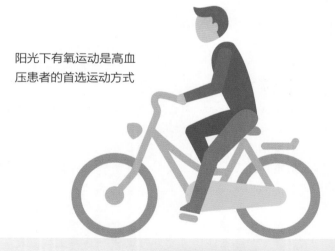

阳光下有氧运动是高血压患者的首选运动方式

逆转新发高血压做好这三点

专家
连线

第一，对于2~3年内的新发高血压患者，首先要强化运动，以阳光下有氧运动为主，经常坚持，使身体各项指标达标；第二，通过膳食控制进行减重干预，保持营养均衡，避免热量过剩；第三，改善生活方式并持之以恒，比如改善睡眠环境、避免过度劳累等，长期坚持，就能达到良好的控压效果。

告别失衡的饮食习惯，重塑健康饮食生态

如今，人们渐渐步入富足时代，新的问题却出现了，面对丰饶的食物，我们的身体迷失、血压失控了……

● 古老的人体结构，现代的饮食习惯

农耕文明时代，热量不足和饥饿是很普遍的现象，因为在储备和救济体系不成熟的前提下，一个村庄、一座城池根本无法抵抗任何天灾人祸。一场暴雨、一季干旱都能让庄稼绝收，没有粮食，人们就只能挨饿。

随着科技的进步，人类完成了从饥饿向富足的飞跃，人类生活从来没有遇到过如此快速的改变。人类的食物丰富而且不受季节性的限制，可以说，人们如今的物质消费极度丰饶。

对整个人类来说，从漫长的饥饿史上跋涉而来，大吃一顿的愿望更迫切，也更符合动物天性的选择。不同的是，如今我们不是要大吃一顿，而是在不停地吃，把大吃大喝变成了日常行为，岂不知古老的人体结构难以适应现代的饮食习惯，从而带来各种健康隐患。

● "节后综合征" 是怎么形成的

这些年，流行一个词叫"节后综合征"，其特点是节后的一段时间，人们表现出工作效率低下、没有精神，并出现不明原因的恶心、晕眩、焦虑、血压升高。其中很大一部分原因是节假日期间暴饮暴食所致。日常饮食规律一旦被打乱，摄入过多高钠、高脂、高糖、高热量食物，就会导致血压升高、血糖值升高等不良后果。原本应该好好休息、放松身心的假期反而成了"身体不能承受之重"，偏离了节假日应有的意义。

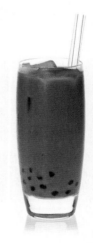

◉ 平衡膳食，从"断舍离"开始

有人说"喜欢是放纵，爱是节制"，我们对待饮食的态度也可如此，放纵或许会带来一时的欢愉，而节制才能带来长久的幸福。

节制体现到日常饮食上，就是控制对食物的欲望，不时给身体放个短假，让疲劳运转的器官休养生息。如今，间歇式轻断食是很流行的饮食方式。

从科学角度来说，长时间断食是不健康甚至是很危险的。人是恒温动物，即使一动不动，为维持体温和正常的代谢仍然需要消耗热量，即基础代谢量。断食一天，身体贮存的葡萄糖基本耗尽，人体就开始将其他能源物质转化为糖类，以供给身体所需。首先燃烧脂肪来供能，断食时间超过2天，身体已经没有足够的葡萄糖或蛋白质，所以肝脏分解身体脂肪产生酮体，酮体穿过血脑屏障并供给大脑，能够提供大脑所需能量的70%。

然而，就像汽油、柴油一样，脂肪并非"清洁能源"，消耗过程中会产生一些酸性物质，这些物质进入血液和尿液，体内的pH值就会波动。此外，当脂肪燃烧也无法满足生命所需时，人体不得不大量分解蛋白质供能。蛋白质是生命的功能单位，消耗过度可能会引起器官衰竭。

而间歇式轻断食不同，是指一段时间内不进食，其他时间则正常饮食的方式，一般有两类做法：一是每天限时进食，即每天有12~18小时禁食；二是所谓的"5:2间歇性断食"，即每周有两天仅吃一顿中等量的餐食。

这两种方式都比较缓和，不会给人体带来危害，反而会减轻体重，调节人体代谢，清除体内毒素，增强免疫力，预防高血压等心脑血管疾病。间歇式轻断食主要适用于超重肥胖人群的减重。

表面来看，间歇式轻断食似乎是打破了身体营养的平衡，而事实上身体内部已经失衡，轻断食是以非"常规"的方式给身体带来挑战，让失衡的身体重新找回平衡。

专家连线

为什么说逆转新发高血压，针对病因进行个性化干预更有意义

不同的新发高血压患者的发病机制不一样，可以针对具体的病因重点进行干预，效果会更好。比如因为长期摄盐过多引起的血压升高，要严格控制盐的摄入量；因为抽烟饮酒引起的血压升高，要严格戒烟、禁酒；因为超重肥胖引起的血压升高，减重就是第一要务；因为长期的心理抑郁和焦虑引起的血压升高，进行情绪调节、维持心理平衡作用更大。

告别肥胖，血压也会随之下降

超重和肥胖其实是近 30 年才逐渐凸显的社会问题，其根本原因是人体摄入的热量与消耗的热量之间严重失衡。就全球范围而言，富含脂肪的高热量食品摄入持续增加，而同时越来越多的工作被机器取代，人们坐在沙发和椅子上的时间越来越长，交通方式的改变及城市化的加剧让人类的体力活动锐减。

许多人一直认为超重和肥胖是高收入发达国家的问题，其实不然，随着经济结构的变化，低收入和中等收入国家的超重肥胖问题日益凸显，尤其是在城市中这一情况更为严重。在非洲，超重和肥胖儿童人数从 1990 年到 2014 年几乎翻了一番，从 540 万增加到 1030 万。2014 年，5 岁以下超重和肥胖儿童近一半生活在亚洲。中国超重肥胖问题同样严重，《中国居民营养与慢性病状况报告（2020年）》显示，成人超重肥胖率高达 50.7%，6 岁以下儿童超重肥胖率为 10.4%，6 ~ 17岁儿童青少年超重肥胖率为 19.0%。而一个正常体重儿童几乎不会得高血压。

◉ 胖从来不是单纯的审美问题

胖不是单纯的审美问题，它是身体状况的综合呈现。正常情况下，人类的脂肪水平维持在一定的水准，即在标准体脂率附近波动。健康而稳定的脂肪组织可以控制我们的食欲，调节我们的代谢，让身体处在健康状态。而当我们吃个不停，脂肪组织不断扩张，那身体就会失衡。

肥胖的身体、脂肪的代谢，会带来更多的自由基。自由基累积到一定数量，炎症、代谢紊乱、免疫力低下、衰老、慢性病等会纷纷而来。在肥胖导致的各种慢性病里，高血压尤其值得关注。

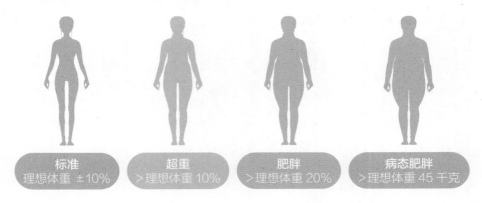

| 标准 | 超重 | 肥胖 | 病态肥胖 |
| 理想体重 ±10% | >理想体重 10% | >理想体重 20% | >理想体重 45 千克 |

● 控制体重可降低患高血压的风险

肥胖的人容易患上高血压，大数据显示，超重肥胖者患高血压的风险是正常体重人群的 3～4 倍。其原因有两个方面：一是肥胖导致全身循环负荷增加，从而增加动脉血管压力；二是肥胖为能量失调的结果，导致胰岛素抵抗和肾上腺皮质功能亢进，使机体出现水钠潴留，加大循环血量，从而导致血压升高。可以说，高血压和肥胖是一对形影不离的好兄弟。

肥胖是导致高血压的三个主要原因之一。对于肥胖的人来说，减轻体重既有助于预防高血压的发生，又可以逆转新发高血压。所以，大家一定要提高对自我体重管理的重视程度。为了防控高血压，要留意体质指数。

● 如何计算标准体重

例如，张女士年龄 35 岁，身高 160 厘米，体重 75 千克。她的标准体重计算方法如下。

$$标准体重（千克）= 身高（以厘米计）-105 = 160 - 105 = 55（千克）$$

● 如何计算体质指数（BMI）

体质指数主要用来判断现有体重是否正常。张女士的体质指数计算方法如下。

$$体质指数（BMI）= 现有体重（千克）\div [\,身高（米）]^2$$
$$= 75 \div (1.60)^2 \approx 29.3(\,千克/米^2)$$

● 中国成年人体质指数标准

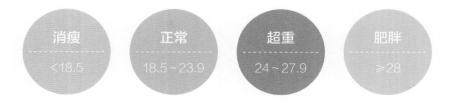

消瘦	正常	超重	肥胖
<18.5	18.5～23.9	24～27.9	≥28

用计算的体质指数数值对照上述标准得知，张女士属于肥胖。

◉ 减重原则：一低，一动

1 低热量膳食

- 少吃热量高的食物。低脂并不意味着一定就是低热量。碳水化合物以及添加糖等同样含有较高热量。所以不要以为饼干等的包装上标明"低脂"就可以随意多吃。
- 减慢进食速度有减少进食量、控制热量摄入的效果。
- 少吃加工食品，用水果代替零食。加工食品往往存在"三高"问题：高盐、高脂肪、高热量，过多食用会增加血压升高的风险。常见的加工食品有香肠、咸菜、薯片、午餐肉等。可吃适量水果代替零食。
- 少喝酒。酒不仅会使血压升高，还会增加热量的摄入，酒精的热量接近于脂肪，会使体重增加，降低抗高血压药物疗效。血压正常人群如果饮酒，尽量饮用低度酒并控制量，而高血压患者应尽量远离酒精。

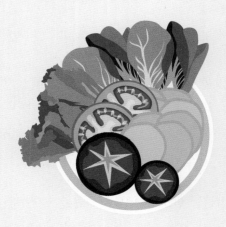

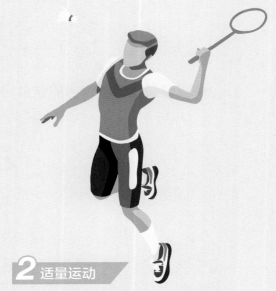

2 适量运动

- 制订一个运动计划并写下来，放在醒目之处，每天提醒自己。
- 与家人或朋友结伴锻炼，可以增强运动趣味，同伴间的鼓励、竞争和指点，都能促进运动积极性的增加。
- 选择自己喜欢的运动项目。不同年龄、性格、性别和文化背景的人，喜爱的运动项目大都不一样。仔细分析一下自己喜欢哪些项目，从中选出感兴趣的，长期坚持。可以选择自己喜欢的几项运动，每周轮流进行。比如，每周有两天慢跑，另外两天可以一起与朋友打打羽毛球、乒乓球。
- 不要小看小运动，让运动变成常态融入生活中。可每天爬楼梯或围着住宅楼步行。

尽早抛弃不健康的生活方式

高血压的危险因素大多都是生活方式不健康造成的，因此可以通过改变生活方式去控制。显然，高血压的危险因素得到控制，得高血压的可能性就会降低，即便得了高血压，病情也会相对稳定。

● 改变餐餐大鱼大肉的饮食习惯

随着生活质量的提高，不少家庭膳食偏向于餐餐大鱼大肉。膳食水平提高了，但是健康水平反而降低了，尤其是在外工作的人，午餐经常叫外卖，外出应酬下馆子。而有些餐馆里的菜为了味道足，多用"重油重盐高糖"来制作，并且菜品的用油质量等无法保证，长期食用会导致血管里的垃圾越来越多，容易将血管堵塞。

保养血管，可以适量食用一些做法清淡的鱼类，尽量避免摄入过多的脂肪，猪肉、牛肉、羊肉等肉类要适当限量，以每天摄入 40～75 克为宜。

● 改善睡眠质量

高血压患者要保证充足的睡眠时间，每天休息 7～8 小时。此外，高血压患者必须更加关注睡眠质量，保证足量、有效的睡眠。安排好充裕的睡眠时间，尽量午睡半小时左右。尽量保证子时（23 点～1 点）在入睡状态。

仰卧时不要将手压在胸部，不应蒙头大睡。

保持室内空气清新，严禁室内吸烟。不主张夏天睡觉时用电风扇、空调直接吹拂。睡衣要宽松，床铺和被褥要干燥、柔软。

睡前不喝浓茶、咖啡等刺激性饮料，以免影响睡眠。晚饭不宜吃过饱、过咸，睡前避免大量饮水。睡前活动要适量，睡前 2 小时最好不做运动，以免引起精神兴奋而影响睡眠。

● 劳累"要不得"

过度劳累会引起身心俱疲，易致血压升高。对患高血压的人来说，要避免过度劳累，精神疲劳尤其要避免。下列方法可以排解和防止过度劳累。

避免长时间阅读、写作和用脑；避免长时间会晤、交谈……总之，不要长时间持续做一件事情，哪怕是看电视。无论做什么活动，只要出现疲劳感，高血压患者都应该中止活动，立即休息。如果是在工作中发生头痛、头晕、体力不支或胸闷等不适情况，应向周围人说明情况，切不可勉强支撑。如果有条件，此时最好做一次血压测量。

● 不能洗冷水澡

高血压患者不能洗冷水澡。虽然通过科学合理的冬泳锻炼，可以改善血液循环，对提高身体抵抗力有一定好处，但不是人人都适用。在冷水刺激下，血管会剧烈收缩，表皮血管中的血液回流至内脏，血压骤然升高。有些高血压患者的血管很脆弱，受了寒冷刺激容易引发脑卒中、心肌梗死等，很危险。

高血压患者洗浴时的水温应在 25～40℃。任何冷或热的刺激都可使体内儿茶酚胺水平增高，心率加快，心肌收缩力增强，血压升高。高血压患者不适合过热的热水浴和蒸气浴、桑拿浴。

● 排解压力对降血压有帮助

来自日常生活中的压力如果一直得不到发泄，血压就会升高。现代生活中的压力是不可避免的，如果能成功地调适、化解压力，就能一定程度地控制血压上升。

所以，要找到适合自己的排解压力的方法并积极地付诸实践。

1. 经常保持好心态，经常想些快乐的事情。

2. 经常活动手脚，消除紧张感。

3. 每天都做舒缓的深呼吸。

4. 养成步行的习惯。

专家连线

如何协调工作和生活，血压才不会升高

建议上班族提高效率，减少加班的时间，在下班后尽可能充分休息；利用工作中间的空闲，进行休息和调整；减少给自己的压力，适当降低工作目标；在紧张工作时，通过喝茶、听音乐等缓解压力。

坏情绪会左右你的血压

我们的身体是一个非常奇妙的功能结构，心与身是密切相关的整体，身体上的疾病可以影响心理，心理因素也会影响躯体健康。比如，紧张恐惧时会出现心动过速、呼吸急促、出冷汗、脸色苍白，甚至全身发抖、血压升高等反应，这种现象称为心理生理应激反应。这种现象如果偶尔出现，通常是暂时现象，但如果经常出现，就会对躯体造成损害，引起心脏、胃肠、脑等器官的病变。这种在起病原因上存在明显心理因素的躯体疾病，被称为心身疾病。而高血压正是这样一种疾病。

● 驾驭不了情绪，高血压就会驾驭你

虽然原发性高血压的发病原因很复杂，但是调查显示，在原发性高血压患者中，超过七成的人存在不良心理因素，而接受心理干预者并不多。尤其是许多中青年高血压患者，或者因为工作压力大，或者因为家务繁重，都面临一定的心理问题。他们不懂得心理调适，也不懂得释放压力、化解不良情绪。于是，这些不会驾驭自己情绪的人，身体在外界及内在的长期不良刺激下，使得中枢神经系统的兴奋与抑制过程失调，导致血压升高，时间长了，就成了高血压。因此为了预防高血压，我们要学会主动调适自己的情绪。

● 情绪波动时，如何"自我控制"

自制力直接影响着人脑的反应速度以及感受的强度，悲伤、恐惧、愤怒、好奇、欢快等各种情绪在自制力低下时都会被放大。所以，自制力强是很好的心态，它意味着你有足够的力量，能够掌控自己的人生和命运。如果自制力差，结果当然是相反的。

所以，不管是愤怒、焦虑、恐惧，还是大悲大喜等情绪，都是需要控制的。不管出现了哪种激烈的情绪，都可以用以下方法来控制情绪。

情绪有比较大的波动时，可以先长长地呼一口气，然后缓缓地喝口温水。如果是在室外，没条件喝温水，可以找一个安静的地方暂时休息，强迫自己默念"放松、放松……"30～50次，通过这种心理暗示让自己身心放松，同时，要配合深呼吸，反复进行，直到感觉自己已经平静下来。

◉ 宣泄压抑情绪的良好途径：倾诉

生活和工作中，能让人产生压抑感的情况很多。这种心理上感到束缚、抑制、烦闷的消极情绪，通常表现为心情烦躁、烦恼不堪、爱发牢骚……不时有股无名火，似乎看什么东西都令人生厌，既不能分享他人的喜悦，也不能分担他人的忧愁，对他人的情绪无动于衷，很难产生共鸣，失去兴趣，成天在自我约束中，胸中有块垒难以消除。表面看来，它跟愤怒等明显有害身体健康的情绪不一样，但实际上可能是一种更为可怕的情绪。因为它更加隐秘而慢性，在长期的累积中会变得很强大，从而严重影响身心健康。

对于这种压抑情绪，一定要努力把它宣泄出去，向大家推荐一种简单有效的方法：倾诉，无论以何种方式。某些负面情绪你越想压抑，它们越是憋闷在心里难受，像火山一样需要喷发。所以，让这部分情绪宣泄出去，倾诉是最好的途径。至于倾诉的对象，可以是朋友，可以是日记，也可以是你的小宠物……总之，要想方设法把内心的负面情绪都消除掉，消除得越彻底，你的身体和心理也就会越健康。

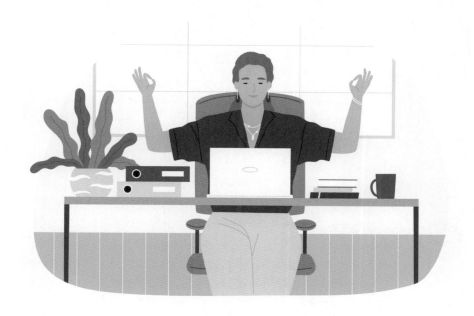

遇到瓶颈期这样突破

有一些高血压患者血压控制总是不理想，血压时常忽高忽低。当降压过程中出现瓶颈期的时候，就要养成写降压日记的习惯，通过写日记来督促自己。

降压日记对患者有许多好处，主要体现在以下方面。

● 及时：监测高峰血压值

人体血压有两个高峰时段，分别是 6~10 点和 16~20 点。这两个时间段内，患者容易出现血压异常，发生危险，如能将这两个时间段的血压值记录下来，对于医生做出准确判断，并依据个体血压波动特点调整药物以及服药时间，会很有益处。

● 精准：调整用药更科学

医生会根据患者的降压日记了解患者的近期血压状况，对用药做出调整。医生会建议在血压高峰前服药，对于夜间高血压患者会建议睡前服药等。如果患者以往用的是短效降压药，调整为长效药则有助于平稳降压。因此，如果患者能将这些血压值做好记录，下次就诊时有助于医生做出准确判断。

● 客观：避免跟着感觉走

许多高血压患者身体的神经系统已变得较为"麻木"，因此，有时患者的感觉与实际血压测量结果相差很远，而且很多细节在看病时常常忘记说或说错。如果就诊时带着降压日记，就会避免"跟着感觉走"，让医生根据客观情况选择合适的诊疗方案。

降压日记重点记什么

每位患者情况不同，降压日记记录的内容也不尽相同，但原则是重点记录"高峰期"——6~10 点、16~20 点这两个时段的血压值，晨起和睡前血压测量非常重要。这些数据对医生做出准确的评估十分重要。除血压值外，患者要根据情况记录每天的服药时间（生活方式干预有效的新发高血压患者可不服药），也可记录自己的饮食和运动情况，尤其是身体出现不适时的情况，比如在吃了哪些食物、做了哪些运动后出现了血压波动等，都要及时记录下来。

◉ 将降压生活的一块块小碎片拼凑起来

一篇完善的降压日记需要把降压生活中的细节一点点记录下来。首先问问自己，是否留意到以下问题。

1 控制食盐摄入了吗

吃盐（包括咸菜、酱菜、酱油、味精、咸鸭蛋等）太多会明显升高血压。所以，建议在降压日记上记录一天大概吃了多少克盐。

2 规律运动了吗

规律性运动不仅有助于控制体重，还有助于降低血压。最好养成每天户外运动的习惯，并做好记录。

3 每天的天气、感受如何

每日记录上应写明当天的气温（尤其是秋冬季节），日常生活事项应写明有无失眠、劳累、情绪波动等情况，以便了解血压上升有无诱因。

4 生活规律吗

作息时间不规律、睡眠不足易使血压升高，不纠正这些因素，会使血压难以控制。建议在降压日记上记录每天的作息时间，对照日记逐渐调整。

5 体重超标了吗

肥胖是引起高血压的重要因素。要想好好控制血压，不减重是不行的。一些肥胖的轻、中度高血压患者，体重明显减轻后，血压可以恢复正常。如果你属于超重群体，就要在日记上制订减重计划，记录每天的饮食控制、运动方案等。

6 是否遵医嘱用药

要遵医嘱用药，不能擅自停药。建议在日记上写清楚每天服用药物的剂量，如加用或更换药物，一定要写明起始时间及剂量，并写明加药或换药的原因。安全有效的降压药要坚持长期服用。

◉ 降压日记示例

张女士的降压日记

×× 年 × 月 × 日

天气：晴　　气温：24℃　　微风

一、个人情况

40 岁，新发高血压患者，无合并症，身高 162 厘米，体重 75 千克

二、血压测量值

8 点：150/90mmHg

20 点：145/85mmHg

三、一日三餐安排

早餐：豆浆 250 克 + 香葱花卷（面粉 75 克）+ 番茄炒蛋（番茄 200 克，鸡蛋 2 个，植物油适量）

午餐：红豆薏米糙米饭（糙米 50 克，薏米、红豆各 20 克）+ 西蓝花炒虾仁（西蓝花 150 克，虾仁 40 克，植物油适量）+ 双仁拌茼蒿（茼蒿 100 克，松子仁、花生米各 10 克，香油适量）

晚餐：发面饼（面粉 70 克）+ 素炒莴笋（莴笋 100 克，植物油适量）+ 番茄鸡蛋汤（番茄 100 克，鸡蛋 1 个，香油适量）

四、盐摄入量

约 4 克

五、运动锻炼

1. 走路 10000 步（晨起 5000 步，晚饭后 5000 步）

2. 广播体操 10 分钟（10 点）

六、作息

晨起：6 点 30 分

午休：13 点 30 分～ 14 点 30 分

夜晚就寝：21 点 30 分（无失眠状态）

这篇日记告诉医生张女士由于肥胖导致新发高血压的发生，减重是第一要务。建议她将晚餐的主食（面粉 70 克）减下来，另外，将 1 天 3 个鸡蛋改为 1 天 1 个鸡蛋，早餐食用。

筑牢防守堤坝，避免血压反弹

高血压是多种心脑血管疾病的危险因素。"预防在先，防大于治，防患于未然"是控制血压、避免血压反弹的基本原则。

1 调整生活方式

健康的生活方式主要包括合理饮食、控制体重、不抽烟、科学锻炼、保持心态平衡等。

- 限盐：《中国居民膳食指南（2022）》建议每人每日摄盐量低于 5 克。
- 补钾：常吃含钾丰富的新鲜蔬果、大豆及其制品，如土豆、香蕉、韭菜、豆腐等。
- 补钙：常吃含钙丰富的奶及奶制品、大豆及其制品。
- 补优质蛋白质：禽类及鱼类含有的蛋白质质优，容易被人体吸收。
- 合理食用脂肪酸：以植物油为主，少食含饱和脂肪酸较多的肥肉和肉制品。
- 适量运动：坚持阳光下有氧运动，每次运动不少于 30 分钟，每周 5~7 次。

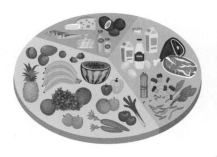

2 控制血压

要使高血压患者的血压降低，并尽量使血压降至正常范围。

- 血压降至 140/90mmHg 以下最为理想，对于胆固醇高的患者，还要进行降胆固醇治疗。
- 测量血压高峰时段的血压，即每天 6~10 点、16~20 点的血压。选择最佳时间服药，以更好地控制血压。

3 维护健康血压

高血压患者预防或减少靶器官（心、脑、肾等）的损伤，预防并发症就要长期血压控制达标。

- 要进行科普宣传，家人要向患者宣传，患者要相互宣传，使越来越多的高血压患者了解预防心脑血管意外的科普知识。
- 消除不必要的忧愁、惧怕、担心等负面情绪，尽量避免情绪波动。
- 定期检查，按医嘱认真服药。
- 避免诱发因素，如长期加班、吸烟、酗酒、强烈的精神刺激等。

新发高血压逆转成功案例

35 岁办公室白领 3 个月逆转新发高血压案例

姓名：王××　　　　　　性别：女

年龄：35 岁　　　　　　职业：办公室白领

高血压逆转经过

35 岁的小王是一名办公室白领，为了缓解高压的工作状态，独居的她下班后只喜欢宅家里一边吃零食、快餐，一边看电视剧、玩手机，即使周末也不去户外活动。因为长期高热量饮食和不爱运动的不良生活习惯，小王不仅体重超标，还时常伴有头晕的症状。医生通过监测报告诊断，小王属于新发高血压患者，但是通过运动和改善饮食状况是可以逆转高血压的。于是，小王在医生的建议下坚定信念改变不良的生活习惯，积极配合运动疗法，上下班坚持快走 1 万步、选择骑自行车等绿色交通方式，还积极做家务，有时间就烹饪低钠低脂的早晚餐，三餐只吃七成饱，并以新鲜的蔬果作为健康零食，在短短 3 个月的时间内成功减重并逆转高血压。

逆转经验

1. 锻炼以有氧运动为主，最好选择全身性、有节奏、易放松的运动项目，如散步、快走、慢跑、游泳等。

2. 运动频率可根据个人能力和适应程度而定，采用每周五次及以上的运动频率有利于控制血压。

3. 运动强度以微微出汗为度，保持在基本可以正常呼吸和说话的程度。

医生点评

生命在于运动，人如果懒惰不爱运动，时间一长血管就会"生锈"，增加患高血压的风险。

40 岁网约车司机 6 个月逆转新发高血压案例

姓名：李××　　　　　性别：男

年龄：40 岁　　　　　职业：网约车司机

高血压逆转经过

　　对于李师傅来说，时间就是金钱，是生存的保障。他每天早上 6 点就出车，时常凌晨还在跑车，吃不上饭是常事，累了困了就窝在车上休息。不到两年的时间，李师傅发现自己的腰围渐长，体重也增长了近 15 千克，走路没劲儿，腿脚不灵活，还有头晕的症状。细心的李师傅觉察到身体的异样，于是向医生寻求帮助。医生经过详细诊察发现，李师傅不仅体重超重，血压和血脂也都偏高，属于新发高血压患者，但通过生活方式干预可以改变目前的身体状况。于是，医生帮助李师傅制订了"6 个月逆转高血压计划"：1. 调整并减少每天的出车时间，尽量利用停车等候客人时间，在车旁做做运动，保证身体得到合理的活动和休息；2. 三餐定时定量，在保证营养均衡的基础上减少热量摄入，早餐吃饱，午餐吃少，晚餐不进食主食。李师傅严格按照医生的建议去做。6 个月一晃而过，当医生再次看到成功减重、血压正常的李师傅时，李师傅感慨道："身体好才是工作的本钱啊！"

逆转经验

　　1. 锻炼可以融入日常生活中。如午休抽出 10 分钟时间散步；下班步行去超市购物；爬楼梯而不是坐电梯……你会惊奇地发现，这些小小的改变能给身体带来很大的变化。在一天之中，多次抽出 10 分钟来运动，最终使全天的运动时间加起来达到 30~60 分钟就行。

　　2. 减重不是减营养，减少热量摄入期间还应该增加蛋白质等营养的摄入，做到营养均衡、热量适度负平衡，缓慢减重不反弹。

医生点评

　　身体活动可以促进血液循环，降低胆固醇的生成，并能增强肌肉、骨骼与关节的活力。

45 岁政府公务员 6 个月逆转新发高血压案例

姓名：张 × ×　　　　　性别：女

年龄：45 岁　　　　　职业：会计

高血压逆转经过

张会计平时饮食非常清淡，身材也很苗条，可是最近却被医生诊断患上了高血压，这跟她的工作状态有关。张会计做了 20 年的财会工作，平时工作认真负责，紧绷神经熬夜加班更是常事。近来头痛失眠的症状总是困扰着她，很容易情绪激动甚至精神崩溃，与人交往更是言辞犀利、斤斤计较，人际关系也不和谐，身体和心理的双重压力使张会计无所适从。经过详细诊察，医生建议她首先要用平常心对待工作，调整心态、缓解焦虑，不熬夜，通过心理治疗配合降压，身体和心理的状态得到改善，人际关系自然就好了。张会计谨遵医嘱，在工作上有张有弛，注意劳逸结合，身体得到休息后，整个人的精神面貌也越发阳光了，与人交往也不再针锋相对，还经常参加广场舞、健步走等活动，并积极参加单位的集体活动。短短 6 个月的时间，张会计明显感觉到身心的年轻化改变，越来越自信优雅，并成功逆转了高血压。

逆转经验

1. 学会主动了解自己的情绪，及时发现情绪变化，稳定的情绪更有助于血压的平稳。

2. 保持良好的睡眠状态，不熬夜。

医生点评

在中青年新发高血压患者中，超过七成的人在过度紧张的工作或学习环境下易出现精神抑郁、焦虑等不良情绪。当我们的身体受到不良情绪的刺激时，血压也会随之升高，学会释放压力、排解不良情绪很重要。增加身体活动，做健身运动就是非常好的舒缓压力、改善心情的方法。

第三章

运动是主导，
"动掉"新发高血压

运动前应当了解
与高血压相关的运动知识

逆转认知 **1** 不是所有的运动都能调控血压

为什么有氧代谢运动对于逆转新发高血压如此重要，如此不可替代呢？除了有氧代谢运动以外，还有许多别的运动方式。这些运动方式究竟对调控血压有没有帮助呢？

◉ 静力性运动

静力性运动指运动时在不改变人体姿态和不移动关节角度的情况下收缩用力，如保持膝关节90度角的半蹲（马步）。实践证明，静力性运动可增强肌肉的力量，但不能提高心血管系统的功能。

◉ 等张运动

最典型的等张运动就是举重练习，肌肉在克服阻力的同时改变关节角度，这种锻炼可以有效地增加肌纤维的体积和力量。但与静力性运动一样，传统的举重不能提高人的心肺功能。原因是举重要求短时间、高强度的肌肉收缩，而这种活动是无法影响到全身的。唯一的例外是"循环练习"，即合理安排的等张肌肉运动。

◉ 无氧代谢运动

无氧代谢运动是指肌肉在没有持续的氧气补给的情况下工作，在运动当中机体供应的氧气不能满足其本身对氧的需求，在运动后得到补偿。因为没有持续的氧气补给，所以热量的使用不充分，运动时间也受到限制。典型的无氧代谢运动是100米、200米赛跑，以及各种高强度、短时间的项目，如跳高、跳远、投掷等。这些运动是对人类力量与速度极限的不断挑战与突破，却不利于人体健康。高血压患者进行短跑、举重等活动，无疑会导致血压急剧增高，甚至发生脑出血的严重后果。

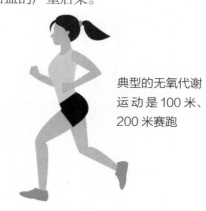

典型的无氧代谢运动是100米、200米赛跑

逆转认知 2 不是所有人都可以应用运动疗法

虽然运动有改善高血压的效果，但并不是所有人都可以应用运动疗法。因为运动时，为了能让肌肉开始运动，就必须把氧气输送到全身，心脏跳动更快，血压会暂时上升。有的运动会让血压发生很大的变化。

◉ 哪些高血压患者可以应用运动疗法

可以应用运动疗法的患者，收缩压不能超过 180mmHg，舒张压不能超过 110mmHg，且不能患有心绞痛和心肌梗死等心血管疾病，即处在轻度、中度高血压阶段。

血压如果比以上提到的值高，首先需要服用降压药使血压降低，再开始应用运动疗法。运动前，需要向医生咨询，接受体检后，选择适合自己的运动强度。需要确定是否还患有高血压以外的疾病。如果患有心脏病、糖尿病、肝脏疾病、呼吸系统疾病等，需要特别注意。另外，关节和骨骼如有病症，也需引起注意。肥胖人群建议减重后再开始应用运动疗法，特别是中老年新发高血压患者，减重 10%～20% 后再开始实施运动计划，以免造成膝关节的损伤。运动强度也要从低到高有一个循序渐进的过程。

◉ 一定要和医生沟通

如果正在服用治疗高血压以外的药物，必须要考虑到对药效产生的影响及药物的不良反应，所以一定要和医生沟通。如果医生对运动的选择有建议，请一定要遵从。另外，即便选择了合适的运动，身体状况、天气等原因也有可能对身体产生不利的影响。

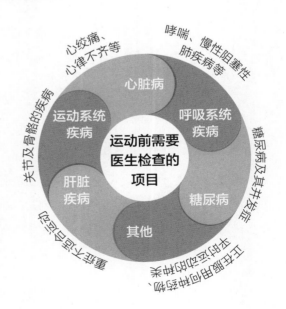

心绞痛、心律不齐等　哮喘、慢性阻塞性肺疾病等

关节及骨骼的疾病　　糖尿病及其并发症

心脏病

呼吸系统疾病

运动系统疾病

运动前需要医生检查的项目

肝脏疾病

糖尿病

其他

是否过于肥胖　正在服用的其他药物、药效反应等

逆转认知 3 瞬间发力的运动最容易出意外

高血压患者适合选择放松性、节律慢的有氧运动，长期坚持可通过作用于大脑皮质及皮质下的运动中枢，降低交感缩血管神经的兴奋性，使全身血管舒张，还能通过改善情绪从而降低血压，如步行、骑自行车、慢跑、登山等都是很好的有氧运动。

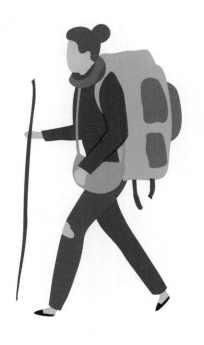

● 高血压患者不适合做无氧运动

高血压患者不适合做无氧运动。如举重、拔河、引体向上、俯卧撑和仰卧起坐等都属于无氧运动。短时间内屏住呼吸会因肌肉的强力收缩压迫血管，血压会骤然升高。像这类瞬间发力的运动就不适合高血压患者去尝试。

典型案例

有一位40多岁的高血压患者，他平时身体一向不错，很少用药，所以想通过饮食控制、运动等方式降血压，于是每天进行大量运动。有一次，他快跑时感到明显不适，被送到医院后，一量血压，收缩压190mmHg，而他以前从未出现过这么高的数值。

● 不宜进行高强度运动

高血压患者不宜进行高强度运动，应该结合心率和自我感觉找到适合自己的运动强度和运动方式。虽然运动应该坚持，但生病或不适时，要暂停运动；在运动过程中若出现任何不适，也应该立刻停止运动。否则，运动剧烈并且过量会让血压突然快速升高，非常容易发生脑出血或是诱发急性心肌梗死。

◉ 高血压患者怎样安排运动

有氧运动的特点是强度低、有节奏、持续时间长。参加有氧运动应达到一些要求，为了方便记忆，可将这些要求归纳为 4 个数字："1、3、5、7"。

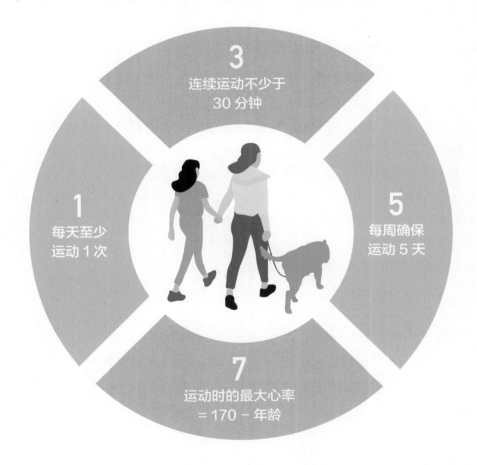

3
连续运动不少于
30 分钟

1
每天至少
运动 1 次

5
每周确保
运动 5 天

7
运动时的最大心率
= 170 − 年龄

专家
连线

运动前做好体检和运动耐力评估

安全有效是运动的原则。

实施运动计划前做一次全面体检尤为重要。一定不要漏查运动心电图，即在骑脚踏车或活动平板上行走时进行的心电图监测与记录，如果查出心肌缺血，则需要在医生指导下开展康复运动。所有慢性病患者和有心血管疾病危险因素的人都应该先体检，再在医生指导下运动。运动中一旦出现身体不适，要及时就医查明原因。

逆转认知 4 运动的最佳时间并不是早上

新发高血压患者选择运动时间，需要根据自身血压的特点避开血压波动的高峰期，这样才能在保证安全的前提下，获得运动带给身体的益处。

● 运动应避开清晨血压波动时段

一般人会选择早晨作为一天锻炼的主要时间。但是，高血压患者过早起床锻炼，容易诱发心脑血管疾病。

人体血压在清晨时间段波动比较大，有些人还存在晨峰高血压，运动会进一步升高血压，增加心脑血管意外风险。何况刚从睡梦中醒来，内环境不稳定，人体适应运动的状态也不佳。清晨时间段的空气环境也不好。此外，患者经过一夜的睡眠，没有喝水，而一夜的平卧位肾灌注改善，形成的尿液比较多，清晨的血液变得相对浓稠。如果高血压患者在此时运动，交感神经活性较高，心率容易加快，血压会升高，若坚持运动可能会出现心律失常，血压过度波动容易发生心肌梗死、脑梗死等不良心脑血管事件。

因此，建议新发高血压患者最好不要在早上进行运动。

● 饭后立即运动不利于消化并加重心脏负担

高血压患者不适合饭后立即运动，因为吃饱饭使得更多血液供应给人体消化系统，帮助食物的消化吸收，这时进行运动需要血液的重新分配，会加重心脏负担。

● 傍晚运动更利于血压控制

对于新发高血压患者来说，傍晚是最佳的运动时间。最好选择在太阳下山前1~2小时进行运动，阳光下运动最有利于降低血压。经过一天的工作和生活，人体内环境处于比较稳定的状态，更适合做健身运动。而且，太阳下山前是一天空气中氧浓度最高的时间段，建议最好在绿草地上做阳光下健身或康复运动。

通常来说，这个时间段刚结束一天的工作，通过运动可以缓解疲劳，也可以促进排汗，排出体内毒素，扩张外周血管，有利于血压的下降。

逆转认知 **5** 没时间运动不应当成为理由

　　随着年龄的增加，人体新陈代谢会变得越来越慢。到了35岁，会渐渐感觉腰围大了一圈，腹部和大腿开始出现赘肉。许多人会心生疑惑：食量和以前相比没有增加，也维持着以前的生活节奏，怎么就突然胖了呢？

　　其实，这很大程度上是新陈代谢率下降在作祟。除非你经常锻炼，否则到35岁后，一切都在走下坡路。和总不活动的人相比，常锻炼身体的人心率更慢一些，血压更低一些。人如果平时活动多，身体就适应了。不管是什么样的运动，只要坚持，机体衰老的速度就会相对减慢。

● 没时间运动怎么办

　　现在，越来越多的人意识到运动的益处，也在努力实践。年轻人在假日喜欢驾车远游，老人们也喜欢登山观景。但是能把运动作为日常的生活习惯，就像每天要吃饭和睡觉一样坚持进行的人还是很少，这其中的原因主要是什么呢？

　　"我没时间运动"，这个理由是最常见的。希望有这种想法的人能从两个方面思考：第一是正视自己对健康的态度，第二是提高自己的时间管理能力。

　　第一个方面，也就是说一个人对于健康关注程度的高低。这一点就像身处热恋中的情形，面对心仪的对象，工作再忙也能挤出时间进行早、中、晚的电话问候，逢事必到的嘘寒问暖。可结婚后情况就不太一样了。其实大家都知道，热恋前、热恋后、婚前、婚后，变化的不是你的时间，而只是你的关注度。所以总说没时间运动，只是说明你对健康的关注度不够。

　　第二个方面，运动时间重在自我管理。你是否有时间看电视、玩手机呢？花越多的时间看电视、玩手机，你就越容易超重。每天看两集电视剧的时间就可以走10000步。何况，运动时间可以点滴积累，一个人一天中有许多个可以做运动的10分钟。还可以将运动与日常工作和生活结合起来，如走路上下班、走路购物等。所以，提高自己的时间管理能力很重要。

适合自己的健身方式才是最好的

逆转认知 **6** 什么程度的有氧运动才算"适度"

新发高血压患者在运动的时候，一定要讲求"适度"，这一点很重要。尽管每一位高血压患者都希望尽早、尽快地将自己的血压降下来，但这的确需要一个过程，不能急于求成。每一次的运动强度都要把握好。具体来说，可以根据自己运动时的心率、血压和自我感觉等，控制运动量。

◉ 控制运动量的极简方法一：测心率

如何计算心率

心率是反映运动量最实用的指标。运动时心率最好不要超过"170 – 年龄"。举例来说，如果你今年60岁，那么运动时心率最好不要超过110次/分钟（170－60＝110）。但是这不是绝对的，只是参考。如果你本身体质比较差，运动时最大心率要适度降低，以免发生意外。

如何测心率

将右手中间三根手指的指腹轻轻放在颈部（锁骨上面）或左手的手腕处，看表计时1分钟就可以数出每分钟心脏跳动的次数，即心率。也可以直接将手放在左胸部摸到心跳，数15秒，将得数乘4。

运动时，如何自测心率

除非有特别的仪器，人在运动中是无法自测心率的。最可行的方法是在运动刚结束时立即测心率。通常，从停下来到摸到脉搏、看表，需要15~20秒，所以建议在测得的心率数上再加10%。举例来说，运动后马上测出15秒钟的心率为40，乘以4是160，再加上16（160×10%＝16），就得到运动中的心率：176次/分钟。

● 控制运动量的极简方法二：凭感觉

倡导高血压患者进行有氧运动，但要控制好运动量，除了心率外，还有一个重要指标，就是运动时的感觉。高血压患者做运动时，要跟着感觉走，以感觉适宜为准。

运动前的感觉

如果你在每次运动前感觉精力充沛、对锻炼充满信心，说明以前的运动量适宜。相反，在运动前四肢乏力，对坚持锻炼缺乏信心或厌烦，说明以前的运动量或运动强度过大，应该减少运动量或调整运动项目。

运动时的感觉

运动时，如果感到周身发热、呼吸加快、心跳加快、微微出汗、动作轻快、身体各部位没有不适感、可以连贯说话，就说明运动量适宜。如果运动时出现眩晕、恶心、疼痛、心悸、呼吸困难等情况，就说明运动量过大，这时应马上停下来休息，并适当调整运动计划。

运动后的感觉

如果运动后有点喘，微微出汗，仍然能够讲话而不累，没有头晕、心慌气短、非常疲劳的感觉，就说明这次运动的强度适当。如果运动后感觉心慌、头晕、气喘、疲惫不堪，就说明运动有点过量了。如果运动结束后1小时，心跳频率还是比平时高，那就说明运动强度过大。如果运动后出现晚上不易入睡，或第二天过于疲劳，也提示运动强度可能过大了。

从长期效果来看，如果在每次运动后都能感到轻松舒适、精神愉快、心情舒畅，并且睡眠正常、食欲良好，能够胜任正常工作和生活，不感觉疲劳，就说明这样的运动量是合适的。如果运动后疲劳、睡眠不佳、食欲减退、四肢乏力等，就说明运动量过大或者运动项目不适宜，应及时调整运动项目或运动量。

逆转认知 **7** 新发高血压患者有氧运动首推快走

对于新发高血压患者而言，快走是一项非常适宜的有氧运动，除了一双舒适的鞋之外，不需要任何特殊装备。

◉ 生命在于运动，快走促进降压

"快走"也称"耐力行走""速度行走"或者"竞争性行走"，不受年龄、性别、体力等方面的限制，是一种简便易行、适合不同人群的有氧身体活动。研究表明，缺乏身体活动是造成人类死亡的危险因素，因此多活动身体对人的健康十分有益。快走虽然运动强度比较小，但坚持锻炼就能够增强心肺功能，促进新陈代谢，对于控血压有很好的辅助作用。

◉ 快走不是散步，运动强度很重要

快走是介于散步和竞走之间的一种中等强度的运动方式。当达到微微气喘、心跳加快，但还能说话交流的状态时，热量消耗是普通走路的 10 倍以上。

建议每次快走 30 分钟以上（30 分钟到 1 小时），或者每次至少 10 分钟，全天可以累计。

◉ 快走需要循序渐进，量力而行

新发高血压患者在快走时应循序渐进，逐步增加快走速度和运动量，以达到最佳的降压效果，快走速度建议控制在 100～130 步 / 分钟。

1. 快走前要做轻度热身运动，如伸展、下蹲运动。

2. 快走中要时刻关注身体情况，如果感到胸痛、胸闷、心悸、呼吸困难等，应立即停止运动，并采取相应的措施。

3. 在热身、快走的过程中，尽量避免头部低于腰部、憋气或用力等情况。

4. 快走结束时要缓慢停止。若快走后出现头晕、胸闷、气短、食欲下降、次日疲乏等症状，说明运动量可能过大了，应调整强度。若减少运动量后，仍出现不适症状，应停止运动，必要时可去医院就诊。

5. 若身体条件允许，可以在每天快走中适当增加小强度的力量练习和柔韧性练习。

◉ 强化运动干预，适量增加运动量

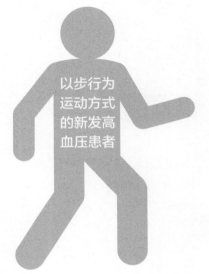

以步行为运动方式的新发高血压患者

建议每日步行总量（全天累加）
男性 **15000～20000** 步
女性 **10000～15000** 步

老年人适当减少步数，尽量不做爬山、爬楼运动

超重肥胖者在减重的同时，缓慢逐月增加步数

长期过度快走可能造成腿部关节的慢性劳损，应避免大运动量单一方式的锻炼。可在医生或专业健身教练的指导下结合快走进行力量、柔韧性等练习，使身体得到全方位锻炼，既是快走的有益补充，也能一定程度避免运动损伤的发生。

◉ 坚持是关键，充分利用碎片化时间快走

可灵活安排快走场地，快走场地可以选在人行道、公园，尽可能选择在傍晚太阳下山前进行室外快走。充分利用碎片化时间，坚持完成每日快走任务，累积运动带来的健康效益。

◉ 挑选合适的鞋和服装，积极应对特殊天气

1. 选择软硬适中的运动鞋、舒适速干的衣物，注意运动后保暖。
2. 应避免在严寒与高热的天气条件下进行长时间的快走运动。
3. 雾霾天气需要做好个人防护，尽量在室内进行快走。

◉ 快走时要把脉求安全

有氧运动的运动强度可以用运动目标心率估算运动中需要达到的"有效心率范围"。

$$目标心率 = 心率储备 × 期望强度（\%）＋安静心率$$

注：心率储备 = 220－年龄－安静心率（安静心率指在清醒、不活动的安静状态下每分钟心跳的次数）。

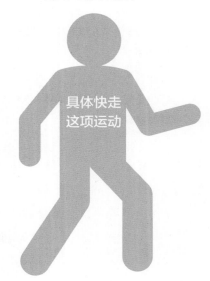

具体快走这项运动

20 岁的人行走时脉搏应为
120～140 次 / 分钟

30 岁的人是 **115～130** 次 / 分钟

40 岁的人是 **110～125** 次 / 分钟

50 岁的人是 **100～120** 次 / 分钟

60 岁的人是 **95～110** 次 / 分钟

通过脉搏就能获知活动强度，这给我们带来了一定的便利，使快走成为一项相当安全的运动，但每个人心率对运动的反映强度有明显的个体差异，可以结合个人运动中的感觉加以把控。

◉ 快走期间，注意吃动平衡

人体基础代谢的最佳状态是达到热量摄入与热量消耗的平衡，体重变化是判断一段时间内热量平衡与否的最简便易行的指标。

快走运动会刺激食欲，运动后应注意控制热量摄入，特别是高脂肪食物的摄入。

炎热夏季快走时应每 30 分钟左右饮水 150～200 毫升；如持续快走时间超过 1 小时或出汗较多，运动中和运动后可适量饮用运动饮料。

◉ 结伴而行，体会运动带来的欢乐

找志趣相投的"小伙伴"一起快走，心情更加愉悦；互相鼓励，使快走更可持续；搭伴而行，如有突发状况也可有所照应。

◉ 快走的步骤

热身：快走前要进行5～10分钟的热身，活动关节、牵伸肌肉、预热身体，避免损伤。然后先轻松地走上5～15分钟。与其他运动一样，快走也要从慢速开始，在几分钟之内逐步加快，以帮助心脏和肌肉做好准备。

大踏步前进：在走路的同时充分摆臂。锻炼者可能有点上气不接下气，一旦说不出话来，请放慢速度。

放松：结束之前逐渐回到开始时的速度，持续5～10分钟。结束后做一些温和的伸展运动，促进恢复和减缓肌肉酸痛。

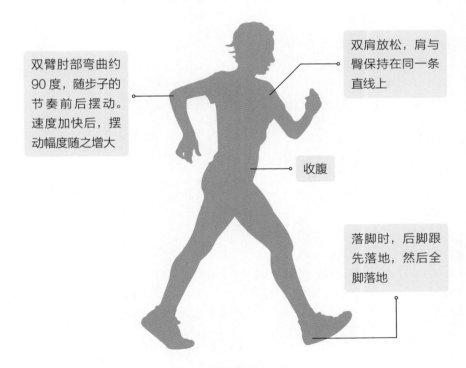

双臂肘部弯曲约90度，随步子的节奏前后摆动。速度加快后，摆动幅度随之增大

双肩放松，肩与臀保持在同一条直线上

收腹

落脚时，后脚跟先落地，然后全脚落地

快走的动作要点

逆转认知 **8** 打造高血压有氧运动矩阵

除了快走，新发高血压患者还可以根据自己的兴趣开展更丰富多样的有氧运动，如慢跑、唱歌、广场舞、广播体操等，不仅能增强体质，还能帮助交友、放松心情，对逆转高血压均有积极作用。

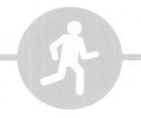

慢跑

增强肌力，促进血液循环，提高身体新陈代谢功能，减少高血压并发心脑肾病变的发生率。

要点：两手微微握拳，上身略向前倾，两臂自然前后摆动。两脚落地应轻，有节奏地向前奔跑。

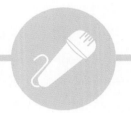

唱歌

放松紧张神经，调节不良情绪，改善大脑皮质功能，保持心率平和、稳定。

要点：口腔打开，让气自然流畅地"流进"，胸部有了宽阔的感觉，歌声也就更洪亮。

广场舞

释放不良情绪，缓解大脑、心血管、运动中枢的功能失调，有助于降血压。

要点：运动量不宜过大，注意循序渐进。分节练习每一首舞曲，依次练完全套广场舞动作。

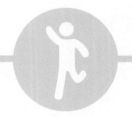

广播体操

放松肌肉，缓解疲劳，提高血管弹性，改善心肺功能，保护颈椎，增强人体的协调性。

要点：按节拍顺序进行，做操姿势规范，动作幅度不宜过大。

逆转认知 9 通过"增加 10 分钟"来增加运动量

在日常生活中，新发高血压患者应学会每天增加 10 分钟的运动量，日积月累，积少成多，就会起到改善高血压的作用。

仅仅 10 分钟，你不会感到吃力。10 分钟可以走 1000 步左右。改善高血压，积少成多的运动比较合适。即使只有 10 分钟，积攒下来的话，也可以消耗大量的热量。一般情况下，持续一年的"增加 10 分钟"活动，体重可以减轻 1.5～2 千克。

健身活动最好与日常工作和生活相结合。在"增加 10 分钟"活动中，最有效的就是通勤途中在目的站的前一站下公交车或者地铁，然后走到目的地。另外，在家附近购物时尽量步行，不坐电梯，养成走楼梯的习惯。

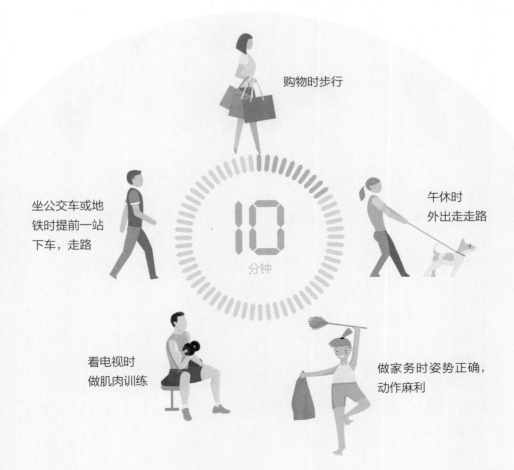

购物时步行

坐公交车或地铁时提前一站下车，走路

午休时外出走走路

看电视时做肌肉训练

做家务时姿势正确，动作麻利

逆转认知 10 运动前做好准备，运动中心平气和，运动后注意补水

新发高血压患者在选择运动方式时一定要"量体裁衣"，在运动之前一定要向医生咨询，医生会给予你善意的帮助，会对你的运动种类、运动强度、运动时间、运动频率以及运动前后的注意事项等提出合理的建议。事实上，选择适合自己的运动方案，不论何种运动形式，持之以恒都会取得良好效果。

◉ 运动前的准备很重要

新发高血压患者如果在平静的状态下突然进入运动状态，比如一下子从岸上跳入冷水里游泳，身体会"猝不及防"，无法适应，血压可能会一下子蹿得很高。因此，这需要运动前让身体"预热"一下。这个过程大约需要 10 分钟。

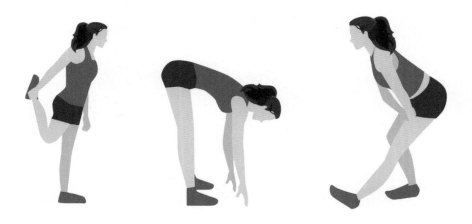

拍拍手，搓搓腿，做一下伸展运动，活动僵硬的肌肉，舒缓关节韧带，再做几次深呼吸使身体充满氧气。待一切准备就绪，再进入运动状态，血压就不容易大幅波动了。

在严冬时节，由于外界环境的寒冷，一下子从室内到室外，身体的不适应同样会导致血压波动，在外出前同样需要让身体预适应室外的寒冷，尤其是东北、西部地区的寒冷冬季，开门外出前建议先打开一条小门缝，让身体受点"寒风"吹拂，适应室外寒冷空气 5 分钟左右再开门外出，以避免突然冷刺激导致血压大幅上升。

◉ 运动中要心平气和

有的新发高血压患者每次锻炼前会给自己设定一个目标，然后不达目标不罢休，在运动过程中自己和自己较劲。

在神经紧绷的状况下进行体育锻炼，难免会使血压维持在高位，也就违背了运动疗法的本意。在运动过程中，放下自己的好胜心，放松心情，把运动当成休闲，让自己融入大自然，才能吸取运动疗法的养分。

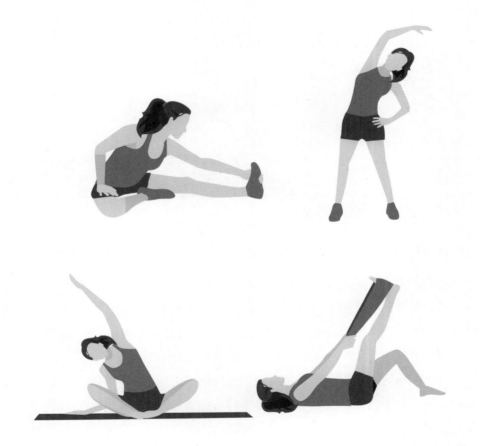

◉ 运动后注意补充水分

新发高血压患者在运动后一定留意补充丢失的水分，尤其是盛夏出汗多时，可以少量喝点淡盐水，补充丢失的钠离子，但不要一口气喝太多，避免盐分摄入过多。

3~6个月，从功能到体能的调控血压运动计划

计划 **1** 每周 150 分钟中低强度有氧运动

中等强度运动是目前研究证据最多、最充分的有效强度，新发高血压患者每周至少进行 150 分钟中低强度的有氧运动，可增强心肺功能，有助于降低血压、血糖，调节血脂。

运动强度	运动频率	持续时间	运动方式
中低强度（达到 40%~60% 心率储备）	≥5 天／周	可采取短时间、多次累积的方式，累计 30~60 分钟／天	快走、休闲式游泳、骑自行车（速度低于 16 千米／小时）、羽毛球（双打）、瑜伽、跳舞等

注：心率储备＝220－年龄－安静心率。

● 有氧骑车法，增强代谢降血压

骑自行车是相对安全的有氧代谢运动项目，如果以中速骑车（速度低于 16 千米／小时），并连续骑 30 分钟左右，配合深呼吸，可以有效促进脂肪的燃烧，预防血脂异常效果较好。坚持骑车锻炼还可以增强心肺功能和消化功能，促进血液循环和新陈代谢，从而帮助新发高血压患者降低血压。

骑车锻炼时应选择空气、环境较好的公园、郊区等，不要选择市区马路作为锻炼地点，因为被动吸入的有害气体将会随着心肺功能的加强而快速传遍全身，短期内使人感到不舒服、干咳；时间长了人会头痛、浑身无力；长年累月在马路上骑车锻炼，被动吸入的废气还可能引发肺部疾病。

● 骑自行车的正确姿势

1. 行车中要保持身体稍向前倾，双臂伸直，握车把的力度以舒适为宜。

2. 左脚下踩时，右小腿再缩回，反之亦是如此，不分先后。

◉ 带瓶水上路

大约在 10 年前，很多人还认为运动时不应饮水，即使长时间、大运动量的运动也不提倡饮水。持这种观点的人认为，饮水会加重疲劳，使胃肠不适。

现在的看法完全改变了，主张想喝就喝。理由是想喝水就表明人体需要水，当身体水分不足时，坚持运动易感疲劳。此外，水分不足，血液黏度会增高，不利于运动背景下微循环的有氧代谢。人若失去相当于体重 10% 的水分，就有生命危险。实际上，若失去 5% 的水分，人体就已经面临很大危险了。

但是，喝水也应有节制。通常，在运动中间想喝点水就喝。刚运动完时，可以补充由于出汗失去的一部分水分，另一部分应在一两个小时后再补充。不要一下子摄入大量水分，否则容易感到疲劳，而且增加胃的负担。

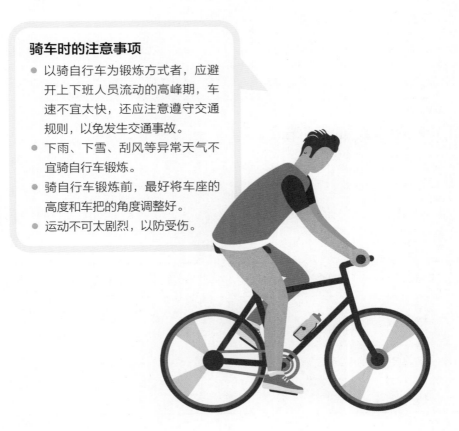

骑车时的注意事项

- 以骑自行车为锻炼方式者，应避开上下班人员流动的高峰期，车速不宜太快，还应注意遵守交通规则，以免发生交通事故。
- 下雨、下雪、刮风等异常天气不宜骑自行车锻炼。
- 骑自行车锻炼前，最好将车座的高度和车把的角度调整好。
- 运动不可太剧烈，以防受伤。

计划 2 每周 150～300 分钟中等强度运动

当每周能累积至少 150 分钟中等强度的有氧运动后，可再逐渐增加运动方式和运动时间，多种运动方式的运动锻炼方案更能使身体得到全面锻炼。有氧运动、抗阻练习（力量练习）、神经肌肉练习、柔韧性练习是最基本的运动方式。

例如，当每周累积 150～300 分钟的中等强度运动，或者 75～150 分钟的较大强度运动，每周还需要 2 天进行肌肉锻炼，以保持健康。

运动强度	中等强度（达到 40%～60% 心率储备）	较大强度（达到 60%～80% 心率储备）
运动频率	≥5 天 / 周	≥3 天 / 周
持续时间	30～60 分钟	20～60 分钟
运动方式	快走、慢跑、爬山、广场舞、骑自行车、广播体操、球类运动等	

● 消脂降压的运动方式：爬山

对于体重控制不佳和脂代谢异常的中青年高血压患者，更适宜的运动类型之一是地形变化的步行或远足，即每天走 3～8 千米山地。相同的步行距离，与平地相比，山地需消耗更多体力，燃烧更多热量，同时消除了走同样平路的无聊。

爬山准备	一双合适的登山鞋、手杖、防寒或防晒工具，运动前做好准备活动
运动时间	每天 40～60 分钟（每次运动持续时间不应少于 20 分钟，以达到消脂的效果）
运动频率	每周 3 天
运动强度	40%～70% 最大耗氧量

◉ "心血管体操"——与山共舞

人在爬山时每一步都需要付出比平时多许多倍的体力，是中等强度的有氧运动方式。爬山者有一种共同的感觉：心跳加速、呼吸频率加快。初爬者还有很强的肌肉疲劳感。这种由肌肉耗能形成的人体心血管系统运动，被称为"心血管体操"，比较适合于40岁以下人群降压运动，在降压的同时还能增强关节运动耐受力。

◉ 爬山可形成独特的心血管运动特点

双腿交替攀登，使双腿肌肉收缩，肌肉间隙中的压力升高，静脉血管受到挤压，使回心血流加速；而肌肉松弛时，肌肉间隙中的压力降低，能从毛细血管和动脉吸引血流。骨骼肌收缩与放松的节律运动促进静脉血回流，对心脏可起到辅助泵的作用。爬山运动是大肌肉群的组合运动，能明显促进横纹肌的增长。人体横纹肌的增加和保持，有利于人体体温的提升和保持，促进机体免疫功能的改善，这也是健身运动能增强体质的原因之一。

爬山中的双腿大肌肉群运动能克服重力影响，有效降低下肢的静脉压，减少下肢血液瘀滞。爬山运动节律平稳，血流量对血管壁的压力比较固定，这种平稳和固定作用在肌肉压力下对血管壁如同做了"按摩"，对恢复血管的弹性有着积极的作用。

从对心脏的影响上看，如果爬山姿势正确，心脏的负担并不大。不过，心脏病患者还是要遵医嘱，量力而为。

◉ 爬山是一门艺术

有人超体力向山上行进，造成心动过速；有人长期爬山，却感觉体能没有进展。以上这两个问题的解决办法同样是要密切注意运动时的心率。保持心率在最大心率的60%~70%范围之内，爬山运动就比较安全、有效；如果心率超过最大心率的85%，要适当减慢爬山速度，做深呼吸，放松、整理，等到心率减至"有效心率范围"，再继续保持。

计划 3 每天 60~120 分钟运动锻炼

当每天运动时间能达到 60 分钟时，可坚持每天完成一次完整的运动锻炼，增加身体活动量，使运动时间达到每天 60~120 分钟。每周进行超过 300 分钟的中等强度运动，可以获得更多的健康效益。

一次运动锻炼的基本组成包括准备运动（也叫热身）、运动内容、整理放松和拉伸运动四个部分。

热身	运动内容	整理活动	拉伸
至少 5~10 分钟低到中等强度的心肺和肌肉耐力活动	至少 20~60 分钟有氧运动、抗阻运动、神经动作练习	至少 5~10 分钟低到中等强度的心肺和肌肉耐力活动	在热身和整理活动之后进行至少 10 分钟的拉伸活动

● 热身：做好运动前准备

准备活动通常需要 5~10 分钟。准备活动对各种体育活动以及运动训练都非常重要，忽视这一环节可能造成肌肉、关节韧带损伤等不良后果，甚至因为突然进入高强度运动而引起头晕、恶心等症状。

大致可以把热身运动分为两类。

1. 全身性热身运动，比如快走、慢跑、轻松跳绳、踩固定脚踏车、做健身操等，可以使全身大部分肌肉群都参与活动。

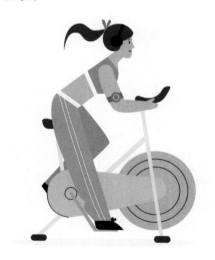

2. 特定部位的热身运动，比如打乒乓球前轻轻地进行几分钟的挥拍练习，并且逐渐增加挥拍的力量，就可以把挥拍所需的肌肉群活动开来。

◉ 运动内容：有氧代谢运动为主

这是整个运动的核心。新发高血压患者可以根据自身的身体条件，选择快走、慢跑、爬山、骑自行车、广场舞等有氧运动。理想的有氧代谢运动必须符合以下三个标准。

1. 全面、大肌肉群的运动，并能使锻炼者的心率提高到"有效心率范围"，持续 20 分钟以上。

2. 简单易行，能使锻炼者有兴趣在较长一段时间从事。

3. 受条件限制较少，能在大多数场合和气候条件下进行。

◉ 整理活动：放松身体

经过比较剧烈的 20 分钟以上耐力锻炼之后，若突然停止运动，或坐或躺都对身体不利。因为肌肉突然停止运动会妨碍血液回流到心脏，从而造成大脑缺血，人会感到头晕。

正确的做法是放慢速度，继续运动 3～5 分钟，同时做些上肢活动，让心率慢慢降下来。

◉ 拉伸：减少身体酸痛感

拉伸活动可以放松身体各部位肌肉的紧张，使韧带肌肉和关节与关节之间的配合更加柔和，减少受伤的可能性。对于经常运动的人来说，拉伸不仅能帮助排出乳酸，减少身体的酸痛感，还能让身体线条更加好看。例如，将两腿轮流抬起，然后在手的帮助下保持一定的姿势，就是一种被动拉伸活动，可以锻炼股直肌、股中肌。

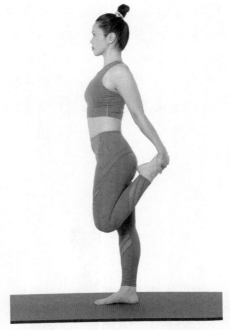

在进行拉伸时，要尽量保证脊柱挺直，弯腰弓背会失去拉伸效果，还容易给脊柱造成过大压力

计划 **4** 每周 2~3 次抗阻运动，增强肌肉力量和耐力

新发高血压患者可以在身体耐受的情况下，遵从医嘱在每周运动计划中增加 2~3 次抗阻运动。抗阻运动能够保持或增强肌肉力量和耐力，增加肌肉体积，还能够增强骨骼强度，对中老年人来说可以减少肌肉的退化，减慢基础体温的下降，增强机体免疫力。

运动强度	运动频率	持续时间	运动方式
40%~80%1-RM	≥2次/周（同一组肌群训练间隔48小时以上）	2~3组，每组重复8~12次，组间休息2~3分钟	哑铃、弯举、仰卧起坐、俯卧撑等

注：运动强度1-RM：指在保持正确姿势且没有疲劳感的情况下，一个人一次能承受的最大阻力值。

● 抗阻运动提高肌肉质量和肌肉耐力

抗阻运动主要是通过外部的阻力来造成肌肉收缩，能够增加肌肉的密度、强度和持久度。运动时肌肉对抗一定阻力或举起一定负荷的重量，肌肉的做功要大于日常生活，即超负荷。这个阻力可以来源于哑铃、杠铃、壶铃、阻力带、自身的体重、瓶装水、砖头等，只要可以引起肌肉收缩，就算是抗阻运动练习。抗阻运动能够帮助新发高血压患者锻炼肌肉，有效加快新陈代谢，在一定范围内，中低强度的抗阻运动可起到较好的降压作用，并不引起血压的过分升高。

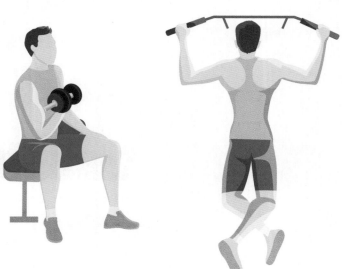

◉ 抗阻运动的锻炼方式

1. 可以抵抗自身的体重进行训练，仰卧起坐、俯卧撑、深蹲起等都可以。

2. 可以借助工具自由举重，包括使用沙袋、哑铃、杠铃、壶铃、橡皮筋等来锻炼肌肉。目前自由重量训练被认为是最有效的抗阻运动形式，能锻炼次要肌肉，并使肌肉更有效地生长。

◉ 抗阻运动的锻炼技巧

1. 抗阻运动一般不规定运动时间，但强调运动到再也不能完整正确地完成一次动作为止。

2. 采用循环抗阻训练，做大肌肉群（如肱二头肌、腰背肌、胸大肌、股四头肌等）的抗阻收缩，在更短的时间内可以获得更好的锻炼效果。每种动作或训练只增强参与做功的肌肉，因此还要通过多种动作或训练来使身体各部位的肌肉平衡发展，复合训练动作可以让肌肉群得到更多的锻炼。

3. 系统地调整训练计划，让抗阻训练组合次数变得更加丰富。确定好训练目标和计划，这样训练会变得更有方向感。

4. 训练的时候还应该保证动作的质量，不要为了完成动作组数而降低技术要求，对每组重复的次数应保持一定的量，这样才能保证锻炼效果。

专家连线

进行抗阻训练时如何规避风险

重度高血压患者，即收缩压超过180mmHg，舒张压超过110mmHg，或合并其他心血管疾病的高血压患者，不能进行抗阻训练。安全数据显示，抗阻训练对肌肉骨骼存在一定损伤风险，所以新发高血压患者在训练的时候一定要遵循一些策略：做好抗阻训练前的装备准备，比如穿好适合的训练鞋、训练服；开始进行抗阻训练的时候建议选择轻负荷的练习，选择过重的负荷很容易增加受伤的风险，所以训练开始时的运动强度不要太高；仔细测算相应的运动负荷，以免对肌肉骨骼造成伤害；补充足够的营养，提升睡眠质量。如果在运动中感到身体不适，应马上停止。

计划 5 每周 2~3 次神经肌肉控制练习，协调身体

大家都知道，运动过程中肌肉的发力感很重要，找准了发力感，训练效果会事半功倍。这个发力感是什么呢？听起来很抽象，其实就是神经控制肌肉的能力。新发高血压患者可以在每周运动计划中加入神经肌肉控制练习，不仅可以增强肌肉力量，促使血管收缩和扩张，还可以提高身体的协调性，获得运动的最大效益，从而帮助降低血压。

运动强度	运动频率	持续时间	运动方式
肌肉发力明显（感到疲劳状态）	≥2 次 / 周	每天练习 20~30 分钟，要结合呼吸训练，然后放松、重复	如闭眼单脚站、舞蹈等；训练前做动态拉伸，训练后做静态拉伸，这样通常更安全也更有效

◉ 神经肌肉控制训练助力降血压

人体每次的肌肉收缩和拉长是靠大脑控制神经来支配的。在训练某块肌肉时，大脑发出指令，通过神经传递让肌肉做出反应。如果经常训练，就会使神经细胞得到锻炼，可以提升大脑对动作的整体把握，提高身体功能的协调性。当身体的平衡能力和协调性得到提高后，新发高血压患者在运动时会更得心应手，更热爱运动，从而保证运动频率和运动效率，进一步提升运动降压的效果。

◉ 神经肌肉控制训练要讲究循序渐进

为了尽快达到增强肌肉控制的目的，必须遵循一个共同的原则：在锻炼过程中，在不增加锻炼次数和锻炼时间的前提下，逐渐增加锻炼量，循序渐进，使肌肉能够迅速感觉到疲劳，达到肌肉锻炼的目的。每次锻炼如果能够连续超过 10 次，或者连续锻炼 2~3 次，每次 6~10 秒，则应该增加设备的重量。在训练过程中，最好在医生和专业人员的指导下量力而为，以达到最优降压效果。

计划 6 每周3~4次柔韧性练习，增大关节活动范围

柔韧性对日常生活很重要，当你弯腰去拿洗好的衣服或者伸手去拿架子上的东西时，如果你的肌肉没有弹性，像这样的事情将会艰难得多。改善柔韧性不仅能改善关节的活动度，还能促进肌肉放松、肌肉平衡以及为运动做准备，增强人体的协调性和平衡能力以防止摔倒，运动降压效果也会随着柔韧性的改善而提升，生活质量也会得到相应提高。

运动强度	运动频率	持续时间	运动方式
拉伸到紧绷状态（出现微微酸痛感）	≥3次/周	静力性拉伸，每次保持10~30秒，重复2~4次，至少10分钟/天	对所有肌肉、肌腱单元进行系列的牵伸，如瑜伽等

◉ 改善柔韧性可提升运动降压效果

柔韧性是指通过肌肉纤维和结缔组织暂时性伸展而达到关节可以活动的最大范围，是肌肉纤维和结缔组织暂时拉伸的能力。如果当身体在运动时，关节的自由活动能力不够，就需要锻炼柔韧性以提高身体的活动度。伸展、牵伸等练习能够增大关节活动的范围，如压腿、运动健身器械上的牵拉等。

从本质上讲，改善柔韧性对于缓解肌肉紧张和疼痛以及促进放松是十分必要的，如果身体一直疼痛，则很难感到舒服；改善柔韧性还可以增强肌肉力量和耐力，让肌肉完成全范围的运动，提高关节的活动度，以达到运动降压的最大效果。

◉ 改善柔韧性的训练方法

拉伸就是一种改善柔韧性的方法。如果采用合适的形式和全范围的运动，坚持基础训练，如弓步蹲、单腿拉伸等，并专注于正确的动作给肌肉最好的锻炼，力量训练也可以改善柔韧性。

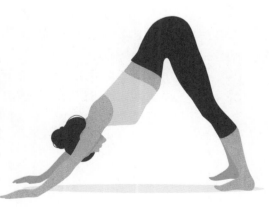

什么是运动前的体质测定？体质测定包括哪些内容？

体质测定是指通过体质测量来评估体质水平。体质测定结果将显示体质的总体状况和各体质成分的水平，是高血压患者制订运动健身计划的重要依据，可以避免或降低在运动过程中出现的风险。针对体质的薄弱环节，确定运动健身目标和优先进行的锻炼内容，根据体质水平确定起始运动强度，让运动降压的效果更佳。例如，心肺耐力差者，要着重进行有氧运动，提高心肺功能。体质测定包括如下内容：（1）心肺耐力：有条件时进行极量测试或亚极量心肺耐力测试，如功率车二级负荷测试、台阶测试等；（2）身体成分：BMI，体脂率；（3）肌肉力量和耐力：如握力、背力、俯卧撑和仰卧起坐；（4）柔韧性：如坐位体前屈。

制订运动计划时需要注意哪些方面？

（1）循序渐进。新发高血压患者应从低到中等强度运动开始，每次运动5~10分钟，循序渐进，逐步过渡到中到高强度，每次运动30分钟以上。但运动强度和运动量不是越大越好，要根据患者的身体情况决定。
（2）避免肌肉骨骼损伤。运动前进行热身，运动后进行整理和拉伸活动，遵循循序渐进、因人而异的原则，都是避免肌肉骨骼损伤的重要保障。

如何做好运动监控，并获得运动的最大效益？

为使运动安全有效，可以在医生的指导下对运动情况进行监测。要及时观察身体对运动负荷的反应，运动监控可以采用监测心率、血压、心电图等。大多数新发高血压患者为中青年人群，除了坚持有氧代谢运动，还需要改变生活方式。参加集体锻炼更有利于持之以恒，如果锻炼断断续续，则很难获益。如果有事务等外界因素或因身体原因暂停一天不做运动完全可以，但最好别连续两天不做运动，否则，运动降压效果将出现明显下降。在日常运动干预中，可以通过运动后睡眠良好、第二日晨起的脉搏恢复到平日水平、无明显疲劳感觉、情绪正常或者更好等自我感觉来判定运动强度是否适宜。

第四章

饮食有道，管住嘴帮助逆转新发高血压

这些新观念，
让你的饮食变均衡

逆转认知 *11* 脂肪一定是血压升高的原罪吗

脂肪是脂类大家族的一员，由甘油和脂肪酸组成。它在人体中发挥着重要作用，如提供热量、构成人体组织、调节体温、保护内脏器官等。

脂肪摄入过多会造成肥胖，带来一系列与代谢相关的疾病，比如高血压、血脂异常等；但脂肪摄入不足，也会危害健康。

● 脂肪也有"好坏"之分，别都视为洪水猛兽

如果说食物中哪种营养成分最令人"嫌弃"，恐怕非脂肪莫属了。我们总担心它升高血压，影响健康。其实，脂肪并不是魔鬼，不是血压升高的原罪，而是一把双刃剑。它对身体健康是否有好处，就看我们怎样利用它。

其实，脂肪也有"好坏"之分。对于"坏脂肪"，我们要少吃甚至不吃，尤其是反式脂肪酸，要坚决杜绝；对于"好脂肪"，不必刻意回避，适量摄取对身体健康大有益处。

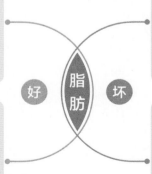

单不饱和脂肪酸
只有一个双键的脂肪酸，人体可合成，以油酸为主
（菜籽油、橄榄油、花生油、牛油果、坚果仁）

反式脂肪酸
有耐高温、不易变质、存放久等特点，多见于加工食品
（膨化油炸食物、奶油蛋糕、起酥面包、奶油饼干）

多不饱和脂肪酸
含有多个双键，可分为 ω-3 脂肪酸和 ω-6 脂肪酸
（深海鱼类、大豆油、玉米油、葵花子）

饱和脂肪酸
室温下常为固体，不易被氧化，多见于动物脂肪
（肥肉、牛油、猪油、奶油、全脂奶、动物肝脏）

好 脂肪 坏

"好脂肪"的作用	"坏脂肪"的作用
降低"坏胆固醇"（低密度脂蛋白胆固醇）	升高"坏胆固醇"（低密度脂蛋白胆固醇）
有效调节血脂水平	容易引起肥胖
减少患心血管疾病和脑卒中风险	增加患心血管疾病风险
提供必需脂肪酸	增加患糖尿病风险
保护视网膜，提高听力	增加血液黏度，形成血栓

◉ 如何科学摄取脂肪

限制总热量，总脂肪占比 20%～30%

　　中国营养学会建议，健康成年人膳食脂肪提供的热量应占全天摄入总热量的 20%～30%。饱和脂肪酸、多不饱和脂肪酸与单不饱和脂肪酸的摄入比例最好控制在 1：1：1。

杜绝反式脂肪酸 饱和脂肪酸摄入量不应超过一日总热量的 10%	不饱和脂肪酸无须严格限制 注意总热量不要超标

减少饱和脂肪酸的摄入

动物脂肪	替换为	植物油类 （山茶油、橄榄油）
红肉 （猪肉、牛肉、羊肉）	替换为	白肉 （鸡肉、鸭肉、鱼肉和虾）
全脂奶 （脂肪含量约 3.0%）	替换为	脱脂奶 （脂肪含量约 0.5%）
加工食品 （熟肉制品）	替换为	天然食品 （米、面、新鲜蔬果）

专家连线

如何避免或减少摄入反式脂肪酸

除了少吃奶油蛋糕、威化饼干等食品，还要注意烹饪时不要将油烧得过热、时间过长，以防原本健康的植物油发生氢化转变为反式脂肪酸。

逆转认知 *12* 纠正许多人的控盐偏见

盐是我们日常饮食中必不可少的调味品，但摄入过多会给身体造成危害。摄入过多的盐，血液中的渗透压就会增高，引起水钠潴留，血容量增大的同时也会加重心脏负担，使血压升高并不易控制，因此日常饮食中要控制盐的摄入量。

● 口味轻重不只是个人喜好问题

有不少人认为，口味轻重只是个人喜好问题，并无大碍。其实不然，血压和钠盐摄入量成正相关：摄入的钠盐越多，血压就越高。

中国高血压防治指南修订委员会总结：对中国 14 组人群的研究表明食物中钠摄入量与血压成正相关，钠摄入量平均每天增加 2 克，收缩压和舒张压分别升高 2.0mmHg 及 1.2mmHg。50 岁以上的人和有家族性高血压的人，其血压对食盐摄入量的变化更为敏感，膳食中的食盐如果增加或减少，血压就会随之改变。

从饮食习惯来说，南方偏甜，北方偏咸，故南方高血压发病率低于北方。据研究，摄入正常的盐量，白天的血压高于晚上，而高盐饮食的人夜间血压会明显升高，呈现为夜间高血压，可能会对心、脑、肾等靶器官造成损伤，增加心肌梗死、脑卒中的风险。因此，大家不要以为口味轻重只是个人喜好问题，它与我们的健康状况直接相关。建议大家，尤其是高血压高危人群，平时要控制盐的用量，否则对血压有害无益。

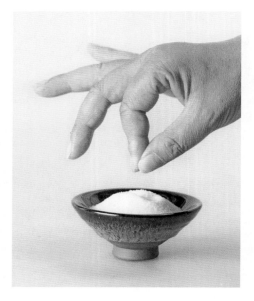

◉ 每天的盐摄入量不可超标

高血压患者每天的盐摄入量应控制在 5 克以下，病情较重、有并发症者需控制在 3 克以下。同时不要忽略酱油等调味品中所含的盐，并适当多吃含钙、钾丰富的食物，有助于排出体内多余的钠。

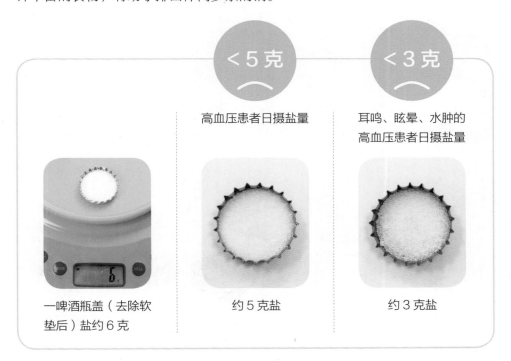

<5克

高血压患者日摄盐量

<3克

耳鸣、眩晕、水肿的高血压患者日摄盐量

一啤酒瓶盖（去除软垫后）盐约 6 克

约 5 克盐

约 3 克盐

◉ 不可忽略隐形盐的存在

也许在大家的日常生活中，曾经或现在依然有着这样的情形，吃完炒菜剩下的菜汤不舍得倒掉，喝一口有点咸，于是倒入半碗温水，一饮而尽。稀释的菜汤口感的确"不咸"，人们却忽略了盐就这么随着水进入了体内，为日后的高血压埋下了隐患。

专家连线

盐摄入量多为什么血压会升高

血液中钠多→保留水分多→血容量大→心脏负担大→血流量大→对血管压力加大→血压升高。

下面是一段医生和患者之间的对话。

医生：平时吃饭口重吗？

患者：不重，炒菜放的油和盐都很少，非常清淡。

医生：吃饭时，尤其是吃早饭时经常吃咸菜、酱豆腐、咸鸭蛋、火腿肠吗？

患者：当然，没有咸菜喝不下去粥啊！

提示：我国居民食盐摄入量远高于西方国家，当我们使用盐勺精心为每餐饭菜分配食盐时，不要忘记那些食盐之外的隐形盐。

看不见的盐

调味品	味精、鸡精、酱油、腐乳、番茄沙司、辣椒酱、黄酱、甜面酱、小苏打、调料包、汤料包等	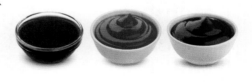
普通食品	腊肉、奶酪、挂面、火腿、虾皮、榨菜、咸鸭蛋等	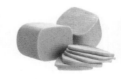 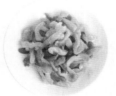
零食	话梅、薯片、椒盐花生等	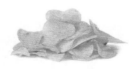

◉ 低盐饮食，不是说盐吃得越少越好

低盐饮食并不是说盐吃得越少越好，更不是不吃盐。食盐中的钠能调节细胞和血液中的水分，有助于细胞功能的正常发挥，有预防脱水的作用。而人主要通过摄入食盐来补充钠，过度限盐也不利于健康。钠盐摄入不足，会使细胞内外渗透压失去平衡，促使水分进入细胞内，产生程度不等的水肿，如果出现脑水肿，轻者表现为意识障碍，包括嗜睡、乏力、神志恍惚等症状，严重者可能发生昏迷。

如果长期过度限制盐的摄入，会导致血钠偏低，从而引起神经、精神症状，出现眩晕、食欲不振、四肢无力等现象，严重时还会出现恶心、呕吐、厌食、脉搏细弱、心率加速、肌肉痉挛、视物模糊、反射减弱等症状，这在医学上称为"低钠综合征"。

减盐可分阶段逐渐递减，假如最初盐的摄入量为10克，可通过一段时间（数年）逐渐递减为8克、6克、5克、4克，这样有助于平稳降低血压。

在家烹饪时的用盐量不应完全按照每人每天5克计算，应考虑大人、孩子的不同，还有日常零食、即食食品、调味品等的食盐含量。如果在家只烹饪一餐，则应该按照饮食的餐次分配比例计算食盐用量，如午餐占三餐的40%，则一餐每人的食盐量不超过2克。

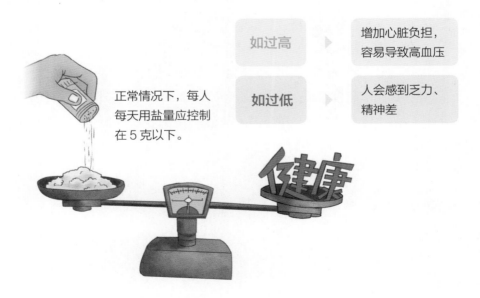

正常情况下，每人每天用盐量应控制在5克以下。

如过高 ▶ 增加心脏负担，容易导致高血压

如过低 ▶ 人会感到乏力、精神差

逆转认知 13 对人体而言，过多的糖具有毒性

一般认为，高血压的形成与盐摄取过量有关。因此很多医生强调高血压患者应尽可能减少盐的摄入，吃清淡的饮食，但往往忽略了过多地摄取糖对血管的危害。

● 糖对高血压患者的影响不可低估

高血压患者如果摄入过多的糖分，体内就会产生大量热量，当其超过生理需要时，剩余部分就会转化为脂肪而储存在体内。体内脂肪堆积过多会使身体发胖，而肥胖正是高血压的一大诱因。脂肪堆积过多也会使体内胆固醇水平增高，过多的胆固醇很容易在血管壁上沉积，从而促进动脉粥样硬化的形成，加重高血压的病情。

另外，高血压患者摄入的糖分吸收到血液后，血糖会突然升高，高血压和高血糖通常相互关联，促进糖尿病的发生，不但容易损伤心脑血管，而且特别容易损伤肾、眼等器官。

所以，高血压患者一定要限制糖的摄入，少吃甜点等高糖食物。

● 高血压患者如何减少添加糖的摄入

1. 白开水是最好的饮料，尽量不喝含糖饮料。

2. 甜品中的糖可通过限制食用量或者减少制作过程中的用糖量来减少摄入。

3. 烹调时也要少加糖，如果喜欢用糖调味，要控制用量。

4. 在选购包装食品时，要先看看食品营养标签，尽量选择低糖食品。

5. 市场上的普通酸奶含有较多的蔗糖，不宜过量食用，应尽量选择原味酸奶、无糖酸奶，或者自制酸奶食用。

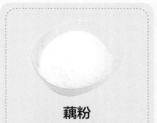

藕粉

（100 克含糖量 93.0 克）

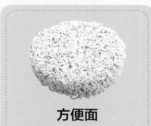

方便面

（100 克含糖量 61.6 克）

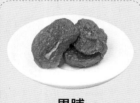

果脯

（100 克含糖量 84.9 克）

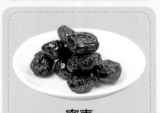

蜜枣

（100 克含糖量 84.4 克）

一定要慎吃的高糖食物

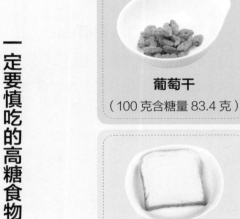

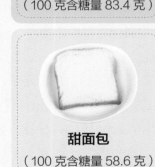

葡萄干

（100 克含糖量 83.4 克）

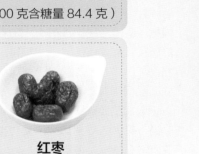

红枣

（100 克含糖量 81.1 克）

甜面包

（100 克含糖量 58.6 克）

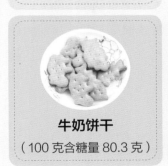

牛奶饼干

（100 克含糖量 80.3 克）

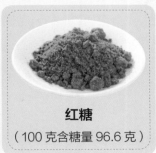

红糖

（100 克含糖量 96.6 克）

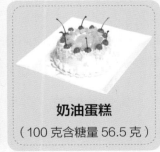

奶油蛋糕

（100 克含糖量 56.5 克）

逆转认知 **14** 降脂降压要吃的油

人们日常食用的烹调油分为植物油和动物油，二者所含脂肪酸的种类不同，对健康的影响也不同。

● 慎用动物油

动物油，如猪油、牛油、鸡油等，富含饱和脂肪酸和胆固醇，容易导致肥胖，饱和脂肪酸更是人体合成胆固醇的原料，很容易造成血脂异常，促进血压升高。而肥胖又会降低胰岛素的敏感性，使血糖升高，引发糖尿病。因此，为了健康着想，要慎用动物油。

● 交替、混合食用植物油

现在市面上花生油、菜籽油、大豆油、橄榄油……五花八门，我们该怎样做选择？

总的来说，山茶油、橄榄油比较好，但是一种油好，就一直吃它，数十年如一日，这种做法也是不科学的。植物油种类繁多，各种油品的脂肪酸构成不同，营养特点也不同，注意更换烹调油的种类，食用多种植物油才是更健康的选择。

专家连线

每天控制食用油多少克，更有利于健康

根据《中国居民膳食指南（2022）》的建议，每人每天烹调油用量应控制在 25～30 克。过量摄入油是造成中国居民肥胖的一个主要原因。而对于心血管疾病患者及其潜在人群来说，每人每天烹调油用量应控制在 15～25 克。

一般来说，山茶油、大豆油、花生油、菜籽油等都是很好的植物油，可交替或混合食用。《中国居民膳食指南（2022）》也建议，"家里采购食用油时注意常换品种，食用油品种的多样化能给我们提供脂肪酸和营养平衡保障"。需要说明的是，混合食用并不是将几种油混在一起。

● 健康吃油，要控制烹调温度

因为植物油以不饱和脂肪酸为主，热稳定性低，高温加热易产生有害物质，所以烹调温度要尽量降低。做菜的合适油温很容易测定。先扔进去一小片葱白，看看四周会不会冒泡，如果泡太少，就说明温度不够；如果泡多而不变色，就说明温度合适；如果颜色很快从白变黄，就说明温度已经过高。

1 橄榄油

橄榄油由橄榄榨成，被誉为"地中海的液体黄金"。其油酸（单不饱和脂肪酸）含量在食用油中最高，约为75%。油酸能够降低人体内低密度脂蛋白胆固醇（坏胆固醇），提高高密度脂蛋白胆固醇（好胆固醇）。

2 山茶油

山茶油从山茶树的油茶果中提取。山茶油中含丰富的不饱和脂肪酸——油酸、亚油酸、亚麻酸等，有降低血液中胆固醇的作用。山茶油中含有固醇、生育酚、茶多酚等活性物质，能增强人体免疫力，清除自由基，促进新陈代谢。

3 色拉油

色拉油是植物油中加工等级最高的食用油，特点是色泽澄清透亮，气味新鲜清淡，加热时不变色，无泡沫，很少有油烟，并且不含黄曲霉毒素和胆固醇。

4 花生油

花生油是从花生中提炼出的油，含有丰富的油酸、亚油酸、卵磷脂、维生素A、维生素D等，其中油酸含量约为53%，亚油酸含量约为25%，有利于降低血小板凝聚力，还可降低胆固醇。

5 大豆油

大豆油是从大豆中提炼出的油，含丰富的不饱和脂肪酸（如两种必需脂肪酸——亚油酸和亚麻酸）、维生素E、维生素D等，有利于增强人体免疫力。

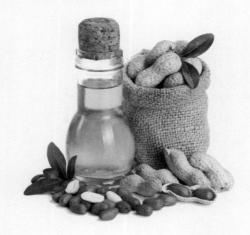

6 调和油

调和油由几种油按照一定的比例混合调制而成，适应现代人对健康饮食的需求，但不能自行"调和"。

7 玉米油

玉米油是从玉米胚芽中提炼出的油，不饱和脂肪酸含量高达80%～85%，其中的亚油酸是人体自身不能合成的必需脂肪酸。由于玉米油中维生素E的含量高于其他植物油，玉米油对血栓性静脉炎、营养性脑软化症均有预防作用。

8 葵花子油

葵花子油从葵花子中提取，含丰富的亚油酸。葵花子油中生理活性最强的维生素E含量比一般植物油高，而且亚油酸含量与维生素E含量的比例比较均衡，便于人体吸收利用。葵花子油营养价值很高，有益于人体健康。

逆转认知 15 如何避免因饥饿而暴饮暴食

在当下快节奏的生活状态下，许多中青年人忙于各种应酬，有时不能按时吃饭，想起来吃饭的时候，常常已经是饥肠辘辘，这时候往往会暴饮暴食。殊不知这种饮食习惯对控制体重和血压很不利。那么，在饥饿的状态下应该如何进食才能避免暴饮暴食带来的健康隐患呢？

● 选择富含膳食纤维的食物，增强饱腹感

富含膳食纤维的食物可以增强饱腹感而热量却很少。富含膳食纤维的食物主要有全谷物类、水果和蔬菜等。它们还是维生素的重要来源。

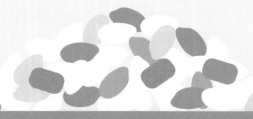

粗粮富含膳食纤维，日常饮食不要吃得过于精细，要粗细杂粮搭配食用，比如用全麦粉和小麦粉一起蒸馒头，用豆类和大米混合起来蒸饭、煮粥等。

蔬菜，如菠菜、芹菜、油菜等绿叶菜，以及红薯、芋头等薯类，都富含膳食纤维。

适量食用水果，并且最好在保证食物安全的情况下带皮食用水果，以增加膳食纤维的摄入量。

饥饿的时候，适当吃些这类食物，有助于增强饱腹感，还不容易长胖。

● 控制食量

在饥饿状态下摄入食物，更要注意控制进食量。不少人有这样的误解：这里说的食量就是指米饭量，少吃米饭就行。事实上，这里说的食量，要用总热量来衡量。米饭的热量比肉类的热量要少。如果你少吃米饭、多吃肉，反而会增加总热量的摄入。

● 改变烹饪方法，控制热量摄入

中国人喜欢的煎、炒、烹、炸等烹饪方法会让食物更加美味，然而也会让人在不知不觉中摄入过多的油和盐分。可是，假如让我们像西方人一样吃沙拉、清水煮菜等，很多人可能又觉得太过折磨人。针对这种情况，有以下建议。

1 猪肉含脂肪比例较高，热量要比等量的鱼、虾、鸡、鸭肉高，所以用其他肉类代替猪肉。

2 把肉类切成肉丝、肉末，或者做成焖排骨、酱汁虾，这要比炖肉、炒虾仁显得量多而且省油。

3 50克面粉可做成十几个小馄饨或摊烙成多张薄饼（卷合菜），比做成一个小馒头显得多而饱腹，可避免摄入过多碳水化合物。

请尽量采用蒸、煮、熬、烩、凉拌等烹调方法，不要煎炸食物，这样能够减少高热量油脂摄入，而且也更健康。

专家连线

每天摄入多少克粗粮为宜

吃粗粮不是越多越好。对于高血压患者，每天粗粮摄入量以50克左右为宜，约占主食总量的1/3，但是不宜超过主食总量的1/2，因为粗粮吃得过多会出现消化不良、腹胀、腹痛等问题。此外，胃肠功能差者、胀气者不宜吃粗粮。

逆转认知 **16** 低脂饮食就是要长期吃素吗

许多高血压患者体形较胖，通常医生会要求"清淡饮食、注意减重"，于是有人干脆成了素食主义者，把一切含动物脂肪和蛋白质的食物拒之口外。将"高血压、素食"作为关键词在网上搜索，也会看到很多大谈吃素好处的片面文章。那么，长期吃素的效果到底如何呢？不少高血压患者非但血压没有得到良好控制，还惹上了其他的毛病。

> ### 典型案例
>
> 有一位30多岁的高血压患者结婚3年还没要上孩子，医生说责任在他这里，因为精子质量太差，让他多补充蛋白质。可是作为高血压患者，医生又叮嘱他饮食要清淡，可肉蛋类是蛋白质的主要来源。他一时不知道该怎么办。其实，这位患者是多虑的，肉蛋类是可以吃的。
>
> 蛋白质对生殖功能、内分泌、激素相当重要，它被人体吸收后会变成氨基酸，其中的精氨酸被认为是制造精子的原料。如果因为血压高或者其他原因长期让身体缺乏蛋白质，很可能出现不孕不育的情况，尤其是男性。
>
> 对于高血压患者，日常饮食合理、营养均衡是很重要的，超重肥胖的高血压患者应该控制的是热量。假如脂肪、蛋白质等营养素摄入不足，会让身体免疫力下降，反而对身体健康不利。

● 长期吃素容易患营养不良、贫血

长期吃素，一味远离动物性食物，其实对身体健康不利。长期吃素易使体内的碳水化合物、蛋白质、脂肪比例失调，造成消化不良、记忆力下降、免疫力降低、内分泌和代谢功能紊乱，最终导致营养不良，特别是红肉摄入过少，易导致缺铁性贫血。

● 食物合理搭配有利于降血压

任何事物都有两面性，过犹不及。就拿脂肪来说，尽管它令不少想减重的年轻女性厌恶，但并不是一无是处。像鱼肉中的脂肪多为不饱和脂肪酸，多进食还可以预防动脉粥样硬化。阿拉斯加是美国最北部的州，是一片终年积雪的冰原，这里的居民长期捕鱼为食，是全世界高血压患病率较低的地区之一，

除阿拉斯加居民食盐量少之外，鱼肉中的脂肪多为不饱和脂肪酸，可谓功不可没。

合理搭配食物可使膳食中提供的营养素和人体所需的营养保持平衡。即使是肥胖的高血压患者，膳食中也应该包含一定量的动物性食物，因为动物蛋白所含的氨基酸与人体需求更相符，是植物蛋白（除大豆及其制品）不能替代的。

高血压患者应建立正确的膳食习惯，在限盐的前提下做到饮食均衡，每天均衡摄入一定的谷物、水果、蔬菜和动物性食物等，可以根据《中国居民平衡膳食宝塔（2022）》和《中国居民平衡膳食餐盘（2022）》来规划自己的一日三餐。

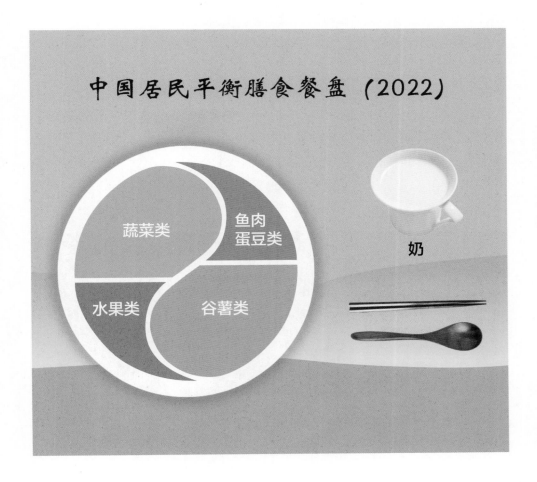

中国居民平衡膳食餐盘（2022）

逆转认知 **17** 可使血压降低 8%～10% 的 "江南饮食" 模式

在现代江南地区，即使寻常百姓，家常便饭也会讲究"春尝头鲜，夏吃清淡，秋品风味，冬讲滋补"。饮食一直都是预防各种慢性非传染性疾病的重要手段之一，新发高血压患者可以尝试"江南饮食"的健康模式，对于降血压十分有益。

◉ "江南饮食" 更适合中国人

《中国居民膳食指南科学研究报告（2021）》中提到了"江南地区膳食"可以作为东方健康膳食模式的代表。在中国，"江南饮食"崇尚自然，顺应时序，不时不食，口味上"主清淡、尚本味、重养生"，或许是众多中华饮食模式中，最适合预防高血压等慢性疾病的选择。

"江南饮食"以米类为主食，新鲜蔬果摄入量充足；动物性食物以猪肉和鱼虾类为主，鱼虾类摄入量相对较高，猪肉摄入量低；烹饪清淡少油少盐，比较接近理想膳食模式。"地中海饮食"是以谷类、蔬菜、水果、坚果种子类、橄榄油、奶酪和酸奶、鱼类、禽类（白肉）、蛋类等为主的饮食模式，能降低血压 10～12mmHg。"江南饮食"在营养体系上和"地中海饮食"相似，但更适合中国人的口味，而且更低盐低脂低糖，可使血压降低 8%～10%，从降压和控糖两个角度看优于"地中海饮食"。

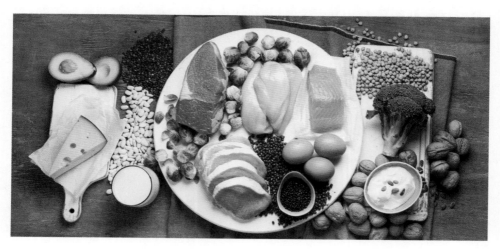

●"江南饮食"一日三餐营养巧搭配

早餐	午餐	晚餐

早餐

鲜牛奶（200克）

香菇猪肉包子

（面粉250克，鲜香菇120克，猪瘦肉100克，虾仁50克，油菜心60克，酵母粉4克，植物油5克，盐3克）

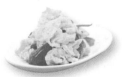

番茄炒蛋

（番茄200克，鸡蛋1个，植物油3克，盐1克）

低盐低脂低糖小妙招

做包子时，要选用酵母发面法制作，不要使用食用碱发面，因为食用碱的主要成分是碳酸氢钠或碳酸钠，会增加机体对钠盐的摄入。

因为番茄本身有酸酸的味道，所以做番茄炒蛋时尽量少放盐。

午餐

杂粮饭

（大米、糙米、小米、红豆、绿豆各30克）

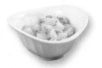

冬瓜烩虾仁

（虾仁25克，冬瓜175克，植物油3克，盐1克）

什锦西蓝花

（西蓝花、菜花各200克，胡萝卜50克，醋8克，香油2克，盐1克）

莲藕鸭肉汤

（鸭肉250克，莲藕100克，姜片、葱段各适量，香油2克，盐1克）

低盐低脂低糖小妙招

烹制冬瓜时应清淡，出锅前加少许盐即可，口感好，也做到了低盐。

晚餐

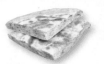

发面饼（面粉100克）

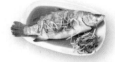

清蒸鲈鱼

（鲈鱼1条，香菇20克，红彩椒、大葱各15克，酱油10克，香油2克）

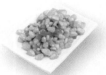

松仁玉米

（玉米粒200克，松子仁30克，柿子椒、红彩椒各10克，植物油3克，盐1克）

小白菜肉丸汤

（小白菜150克，猪瘦肉50克，蛋清适量，香油1克，盐1克）

低盐低脂低糖小妙招

松子仁要起锅时再加入，才能保持酥脆口感。

逆转认知 18 得舒饮食疗法，效果不亚于吃降压药

　　得舒饮食（DASH Diet）是降低血压的饮食模式，是由 NHLBI（美国国立心脏、肺和血液学研究所）推出，风靡美国并受到全世界医学界推崇的一种饮食疗法。经临床试验证实，采用得舒饮食模式 2 周后，可使血压降低 8%~10%。

● 认识一下得舒饮食

食物组	每日份数	每份大小
谷物（全谷类制品为主）	6~8 份	1 片面包（为 1 份，下同） 30 克干燥谷物 半碗米饭、意面或者谷物
蔬菜	4~5 份	1 碗新鲜绿叶蔬菜 半碗新鲜切碎蔬菜 半碗烹饪的蔬菜 半杯蔬菜汁
水果	4~5 份	1 个中等大小水果 1/4 碗干燥水果 半碗新鲜、冰冻或罐头水果 半杯果汁
脱脂、低脂牛奶或奶制品	2~3 份	1 杯牛奶 45 克奶酪
瘦肉类、鱼类和蛋类	不大于 6 份	30 克烹饪的猪肉、牛肉或鱼 1 个鸡蛋
坚果种子和豆类	每周 4~5 份	1/3 碗坚果 2 勺花生酱 2 勺坚果种子 半碗烹饪的豆类
脂肪和油类	2~3 份	1 勺软黄油 1 勺植物油 1 勺蛋黄酱 2 勺沙拉酱
糖果和添加糖	每周少于 5 份	1 勺糖 1 勺果酱 半碗冰激凌或者明胶 1 杯加糖果汁

● 三餐以饱和脂肪酸及总脂肪含量低的食物为主

得舒饮食可以用一句话来概括，那就是"三餐以水果、蔬菜、低脂乳制品等饱和脂肪酸及总脂肪含量低的食物为主"。

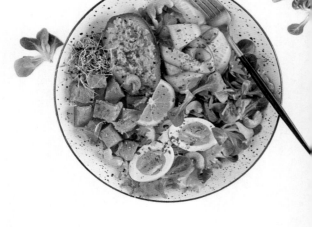

● 不是限制饮食，而是多吃有利于控制血压的食物

虽然得舒饮食的设计原理仍然遵循心血管保健原则，即限制总脂肪、饱和脂肪酸以及胆固醇的摄取量，但与一般饮食原则相比，得舒饮食更强调高血压人群应"多吃有利于控制血压的食物"，而不只是一味地限制、强调"这个不能吃、那个不能吃"。

什么是有利于控制血压的食物呢？一般来说，这些食物都具有高钾、高膳食纤维、高不饱和脂肪酸以及低饱和脂肪酸的营养特点。

● 得舒饮食不限盐，因为它本身就是清淡饮食

得舒饮食并没有刻意强调限制盐的摄入，这是因为得舒饮食本身就是一种高蔬果饮食，所摄取的盐量本来就较低，本就是一种清淡饮食。

得舒饮食好在哪儿

首先，这是一种营养非常均衡的模式，保证了机体必需营养素的摄入，可以长期坚持使用。

其次，这种饮食模式对慢性病有预防效果，尤其是预防"三高"的效果非常显著。

再次，可以帮助维持体形，可作为减重食谱使用。

最后，这种饮食模式的原则并不复杂，容易理解记忆。

◉ 更适合中国人的得舒饮食模式

根据得舒饮食原则，香港特别行政区和台湾省的一些医院和营养协会推出了适合中国人的中式得舒饮食模式，实践起来更容易。

1 主食 2/3 以上选用全谷类或根茎类，如糙米、紫米、燕麦、荞麦、薏米、红豆、绿豆、红薯、芋头、土豆、莲藕、山药等

2 每天摄取超过 5 份蔬菜、5 份水果。建议多选择含钾丰富的苋菜、韭菜、菠菜、空心菜、金针菇、芦笋、竹笋、哈密瓜、桃子、香瓜、猕猴桃、橙子、香蕉等

3 蔬果可加入主食中一同食用，如蔬果炒饭、蔬果馒头等

4 不同的蔬菜有不同的口感，如瓜类脆爽、菇类柔软多汁、根茎类绵软、笋类有嚼劲，食用时也要注意彼此间的搭配

5 每天摄取 1.5 份低脂或脱脂乳品，其中可以有 1 份鲜牛奶、0.5 份酸奶

6 蛋白质的摄入以豆制品及白肉（鱼，去皮的鸡肉、鸭肉）为主，少吃红肉（猪肉、牛肉、羊肉）及动物内脏

7 选用植物油，如山茶油、橄榄油、玉米油、花生油、葵花子油等

8 每天可吃 1 匙（25 克）坚果，如花生、松子、核桃、杏仁、芝麻、腰果等，可以直接食用，也可以加入菜肴、沙拉或主食中食用

纠正引起肥胖的
饮食习惯很重要

逆转认知 19 减重，八分靠吃饭，二分靠运动

许多职场人士每天都很辛苦，但他们常常"为了减重而跑步"。其实，运动减掉的体重是有限的。许多人迄今为止要靠运动而不是靠饮食减重，是因为他们战胜不了食欲。

● 如何走出"饿肚子"的减重怪圈

不少人认为，减重要靠"饿肚子"。陷入这种怪圈的人是没有掌握科学减重知识的人。减重仅靠限制肥肉等是没有用的，还需要限制热量。

如果通过饮食控制糖类，首先糖原会被使用，然后脂肪才会燃烧。那些脂肪（储存在身体脂肪细胞中的甘油三酯）被全部用光后才会从我们身体的蛋白质中获取热量。只有在这种情形下，赘肉才会减少。无法想象一个在意自己鼓鼓的将军肚的中年男子，通过节食竟然能达到从肌肉中获得热量的程度。

练肌肉的人常说"通过增加肌肉提高基础代谢从而减重"，这个理论没错。但是，要将基础代谢提高到那种程度，需要相当大运动量的健身训练。而且，如果不能确保健身训练的时间，肌肉马上就会跌落回原来的水平。这正是问题所在。

如果不是专业运动员，一直坚持大运动量的健身训练是不太可能的。想获得健美的身材，因此而开始健身锻炼肌肉并非坏事。但是，不要把这和减重混为一谈。不要寻求捷径，还是优先考虑掌握正确的饮食方法吧。

◉ 减重应该常吃的食物

黄瓜

黄瓜含有丙醇二酸，有助于抑制各种食物中的碳水化合物在体内转化为脂肪，有利于减重。

冬瓜

冬瓜清热利水，且能去掉体内过剩的脂肪，具有较强的通便作用。

白萝卜

白萝卜含有辛辣成分芥子油，芥子油具有促进脂肪类物质更好地进行新陈代谢的作用，可以避免脂肪在皮下堆积。

山楂

山楂具有活血化瘀、消食化积等作用，有助于减重，预防高血压。

绿豆芽

绿豆芽含水分多，食用后产生的热量少，不容易形成脂肪堆积在皮下。

大豆及其制品

大豆及其制品含有丰富的不饱和脂肪酸，促进脂质代谢，使皮下脂肪不易堆积，所以也适合肥胖人群食用。

◉ 高脂高热量饮食后，吃点助消化、解油腻的食物控制体重

高脂高热量饮食是高血压患者的禁忌。但是在特殊的节日里，少不了大鱼大肉，这时高血压患者应适当摄入一些助消化、解油腻的食物，以控制体重。

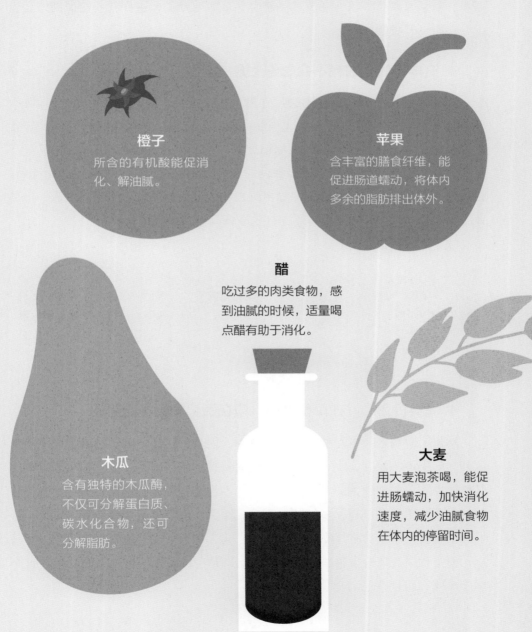

橙子
所含的有机酸能促消化、解油腻。

苹果
含丰富的膳食纤维，能促进肠道蠕动，将体内多余的脂肪排出体外。

醋
吃过多的肉类食物，感到油腻的时候，适量喝点醋有助于消化。

木瓜
含有独特的木瓜酶，不仅可分解蛋白质、碳水化合物，还可分解脂肪。

大麦
用大麦泡茶喝，能促进肠蠕动，加快消化速度，减少油腻食物在体内的停留时间。

逆转认知 **20** 进食顺序不同，能减重稳血压控血糖

减重过程中，吃饭时进食的顺序很重要。首先应该吃消化所需时间最长的蛋类，然后是膳食纤维，如丰富的蔬菜，最后吃糖类，这样就能使血糖值缓步上升，有助于控制体重。

● 这样吃饭，血糖不会急剧上升

蔬菜除了根茎类以外，不会使血糖值过快上升。畜禽肉和鱼消化时间长，也不会使血糖值过快上升。让这些食物先进入胃里，然后再吃米饭等糖类食物，两餐之间进食少量水果，血糖值就不会急剧上升，体重也能得到控制。

比如，你面前摆着红烧肉套餐，那么可以先吃套餐中的蔬菜，然后吃肉，最后吃米饭。这样就可以抑制血糖值的急剧上升。相反，如果先吃米饭，血糖值就会较快上升，结果虽然吃了一样的东西却更可能造成肥胖。

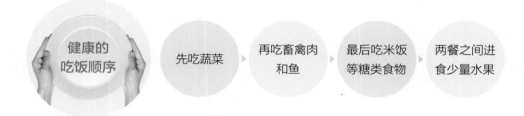

健康的吃饭顺序　→　先吃蔬菜　→　再吃畜禽肉和鱼　→　最后吃米饭等糖类食物　→　两餐之间进食少量水果

● 糖类食物最好在早餐食用，应在蔬菜和奶类之后吃

本来，早餐应该多花些时间好好享用，但是工作繁忙的职场人士也许不易做到。如果不吃早餐，那么空腹状态就会持续到午餐时间。之后到了午餐时间又使劲儿吃，使血糖值急剧上升。实际上不吃早餐工作效率低，而且更容易长胖，为此，早餐要吃得又多又好。米饭、馒头、面包、面条等能量类食物，最好在早餐食用。因为在早餐之后要工作一天，葡萄糖也会被消耗掉。不过要注意，糖类食物在早餐食用，也不能最先吃，要在蔬菜和奶类之后吃。按照这个顺序来吃，可以抑制血糖值的急剧上升。

● 水果放在早餐，并少量食用

水果中的"果糖"，比葡萄糖还容易蓄积在身体里，这也是造成肥胖的原因之一。人体首先将葡萄糖作为热量来源使用。葡萄糖充足的时候，果糖就会被作为储备资源转变为甘油三酯。时间一长，人就会发胖。虽说如此，由于水果中富含矿物质和维生素，水果只要不过多食用没有问题。

健康的一天，从早餐开始。在早餐吃水果能够让矿物质和维生素被有效利用，糖分也容易被消耗掉。吃水果时，尽量将水果中富含的膳食纤维一起食用，比如苹果不削皮吃是最理想的。摄入的膳食纤维越多，消化需要的时间越长，这样就能够防止血糖值的急剧上升。

各种水果含有不同的营养素。特别推荐猕猴桃，猕猴桃富含维生素C，还有降血压、保护胃黏膜的效果。另外，蓝莓抗氧化效果很好，可以放在酸奶里食用。

● 在餐馆吃饭的健康门道

等餐时别大量喝水：一般来说，等餐时间总会先喝点茶水。水少量喝还是可以的，尤其是可以用纯果汁、纯酸奶、鲜豆浆来代替水。但是如果喝得太多，很可能会冲淡胃液，影响人体对这顿餐食的消化和吸收。

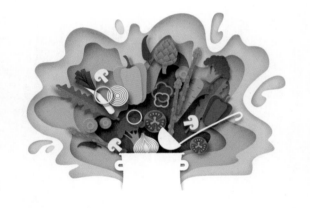

点凉菜别让"硬菜"开道：不少人点餐时习惯性地点酱牛肉、白斩鸡等肉类冷菜，使冷菜失去了调节营养平衡的作用。比较好的选择是以生拌蔬菜、芝麻酱拌菜和水果沙拉等素食为主，配上少量肉类和豆制品。用这些清爽的食物开胃，可以保证一餐中膳食纤维和钾的摄入。

逆转认知 21 学会吃肉，既营养健康又能吃出幸福感

不少血压正常高值者和新发高血压患者都觉得吃肉是导致血压高的罪魁祸首，有的人竟然不敢吃肉。其实，肉类是高蛋白食物，有利于人体健康，即使是超重肥胖者，不过量食用也是可以的。血压高的人，只要掌握健康的吃肉方法，就可以放心吃肉。

● 精准掌握每天的进食量

为了更好地控制血压，高血压患者要少吃点肉类。具体摄入多少呢？主要从是否超重肥胖加以考量，做到适量摄入。

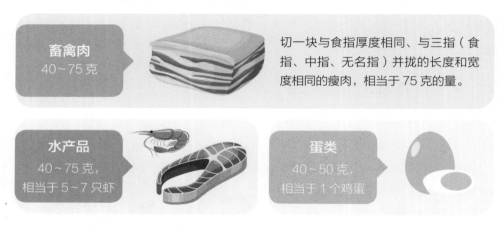

畜禽肉
40~75克

切一块与食指厚度相同、与三指（食指、中指、无名指）并拢的长度和宽度相同的瘦肉，相当于 75 克的量。

水产品
40~75克，
相当于 5~7 只虾

蛋类
40~50克，
相当于 1 个鸡蛋

● 白肉与红肉的选择

白肉（鱼、禽类肉）与红肉（猪、牛、羊肉）相比，脂肪含量相对较低，不饱和脂肪酸含量较高，对于预防血脂异常、高血压有重要作用。因此，高血压患者可将白肉作为首选肉类。

吃红肉时，高血压患者应尽量选择脂肪少的瘦肉，不建议吃太多五花肉。另外，最好远离腊肉、香肠等高盐的加工肉制品。

● 远离隐形肥肉

肥肉中蛋白质、维生素等的含量微乎其微，90% 的成分是脂肪，而且是饱和脂肪酸。

摄入过多肥肉会导致胆固醇超标，引起肥胖、动脉硬化、高血压等。餐桌上一些看似并不油腻的食物，如动物内脏、肉皮等，都含有大量的胆固醇，因此又被称为"隐形肥肉"。

排骨	鸡鸭肉	饺子肉馅	肉丸子
肥瘦相间的排骨有很多隐形肥肉	鸡皮、鸭皮和皮下那层油脂最好去掉	饺子肉馅基本是三分肥七分瘦	肥肉和淀粉是常用的配料

◉ 选择合适的肉类处理方法

烹饪肉类时尽量采用蒸、煮、涮等方式，既能减少用油，又能减少脂肪的摄入。有些肉类可以通过加工处理来减少脂肪的摄入，如去除瘦肉上附着的肥肉、去除肉皮等。

 处理肉类时，最好先将附着在畜禽肉上的肥肉、筋膜、肉皮等剔除，然后再采用合适的方法烹饪。

 烹调前，先将肉放入沸水锅中焯煮，去除肉中的一部分不可见脂肪。经去脂处理后的肉可直接拌入调料食用（热拌）。

◉ 炖汤去油腻有妙招

浓汤的上层通常浮着一层油，让人感到油腻。那么汤上的油可否轻松去除呢？一般人会在炖汤时或汤炖好后，用勺子或其他工具撇去上面的一层油。如果汤上的油不容易撇净，有一个简单的办法：取圆盘状的紫菜，轻轻揭起一层，并尽量保证其完整，待汤快炖好时，将火开到最小，然后把紫菜平放在锅里，待其吸饱了汤上的油，开始慢慢下沉时，用漏勺迅速将其捞出，汤上的油就基本上去除了。

专家连线

炒肉、炖肉时放生姜，对养护心脑血管有益

炒肉、炖肉时加生姜烹调，不但能增味，还对养护心脑血管有益。研究发现，生姜中的类水杨酸成分能有效防止血液凝固，预防心脑血管疾病。

逆转认知 22 不用忍饥挨饿，学会安排三餐

"早餐吃得像国王，午餐吃得像贵族，晚餐吃得像乞丐"，西方流传着这样的说法。面对即将开始的一天，早餐要多摄取营养，晚餐后不久就要进入睡眠，所以要少吃，这是很有道理的。

但现在生活节奏日益加快，早餐不吃或者随便吃点，午餐在外面随便对付一下，晚餐反而是一天当中吃得最好、最多的一餐，这不仅会造成营养不均衡，还会给身体带来负担。所以，合理安排一日三餐对控制体重、逆转新发高血压很有帮助。

◉ 早餐要"全"，营养要丰富

早餐是一天中最重要的一餐，对高血压患者来说更是如此。早餐不能只看重数量而无质量，不仅要吃，还要吃饱、吃好。这里的"饱"不能只是生理上的，更要保证营养上的"饱"——营养丰富、均衡。一顿营养丰富的早餐应该包括馒头、面包、粥等碳水化合物，肉类、鸡蛋、牛奶等动物性食物，以及豆类、新鲜蔬果。

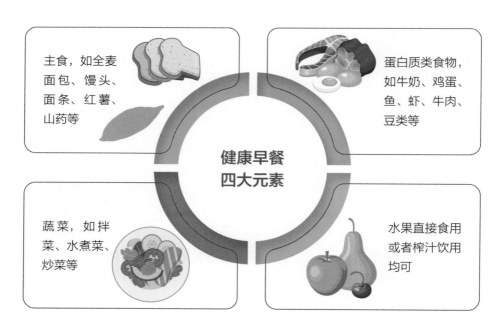

主食，如全麦面包、馒头、面条、红薯、山药等

蛋白质类食物，如牛奶、鸡蛋、鱼、虾、牛肉、豆类等

健康早餐
四大元素

蔬菜，如拌菜、水煮菜、炒菜等

水果直接食用或者榨汁饮用均可

早餐宜软不宜硬，干稀都要有

清晨，人体的脾脏还处于困顿的状态，常常胃口不开、食欲不佳。因此，早餐不宜进食油腻、煎炸、干硬以及刺激性强的食物，而宜多吃易消化的温热、稀软食物，如热牛奶、热豆浆、汤面、馄饨、鸡蛋羹等，最好能喝点粥。

少一些精细主食，多一些粗粮杂粮

现代人往往都吃得太过精细，不管是精白粉做的馒头、饼、面条等面食类，还是精白米做的米饭、大米粥等，其中的大部分营养成分经过一道道的加工程序而被丢弃。

现代研究发现，杂粮富含膳食纤维、维生素和矿物质等，能为机体补充多种营养。粗粮表皮富含维生素和微量元素，不同类型的杂粮还各有功效，比如表皮红色、紫色、黑色的富含花青素，表皮黄色的能补充类胡萝卜素等。

在饮食中适当增加一些粗粮杂粮，不但有助于补充营养，增强机体抵抗力，更是保持身体健康、远离疾病的好办法。

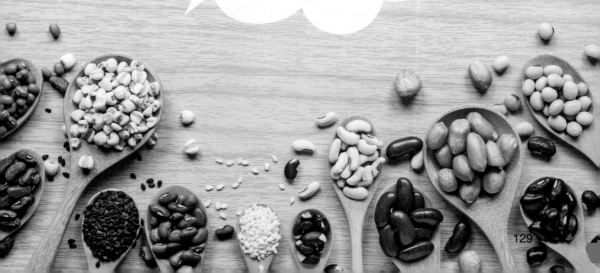

早餐时摄入一些杂粮，不仅有助于改善精细粮食的单调，还使营养成分更丰富，增加了降压功效

◉ 午餐要"少而精"，稳定血压降血脂

午餐品种要丰富

上班族往往没有太多时间做一顿丰富的午餐，多数只能在外就餐，很多人会草草解决午餐，简单对付一下即可，如吃一碗面条，甚至吃点零食和水果就解决了。没时间做午餐，可以少做点，少吃点。由于丰富的早餐后，食物还在肠道的吸收利用过程中，午餐少吃点还能减轻胃肠道负担。但午餐要吃得精细些，选择富含营养的食物。

面条当午餐确实方便，但蛋白质、脂肪摄入量不足，矿物质、维生素等营养素更是缺乏；以零食和水果当午餐其营养可能更少。这类吃法不仅会使机体的营养需求得不到满足，还会影响晚餐，使晚餐吃得更多，打破了一天的营养和热量需求平衡。

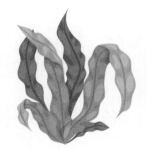
海带

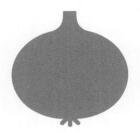
洋葱

选择高膳食纤维蔬菜帮助排钠

膳食纤维对人体有着多方面的作用：首先，可以调节糖盐类和脂类代谢，进而防止血压和血脂上升；其次，能与胆盐结合，避免其合成为胆固醇沉积在血管壁上；此外，还有助于促进钠的排出，降低血压。

人们一般都在午餐中摄入较多的脂肪和盐分，为了避免这些成分过多地被人体吸收，就需要摄入适量膳食纤维。建议午餐多选择海带、洋葱、芹菜、香菇等高膳食纤维蔬菜。

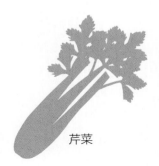
芹菜

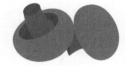
香菇

低脂肪肉类是高血压患者的好选择

午餐中肉、蛋都可以有，但高血压患者最好选择低脂肪肉类，如鱼肉、鸡肉、牛瘦肉、猪瘦肉等，而应远离猪五花肉、肥牛卷等高脂肪肉类。

午餐多选择高膳食纤维蔬菜，有助于降压降脂

◉ 晚餐要"清淡"，保护血管

凉拌菜或生拌菜是晚餐的好选择

高血压患者的饮食原则是清淡、少盐，尽量减少油脂的摄入，尤其是晚餐。营养专家建议，高血压患者晚餐可以选择凉拌菜或者生拌菜，不仅能使人胃口大开，还能确保人体健康。

适合凉拌、生拌的菜往往气味独特清新，口感清脆有劲，生食或焯烫后即有诱人香气，加少量调味料调拌后，不仅清淡、少盐，减少了油脂的摄入，而且营养丰富。

黄瓜、柿子椒、白萝卜、生菜、大白菜这些蔬菜，生食口感脆嫩、甘甜，通常洗净刀切后，即可直接调味拌匀食用。黄瓜富含多种维生素，同时有较好的利尿作用，生食更有利于营养成分的吸收利用；柿子椒含有丰富的维生素C、维生素E和叶酸等，可防治坏血病；白萝卜含有丰富的维生素C、锌、钾，有助于增强机体免疫功能，提高抗病能力，辅助降低血压；生菜富含莴苣素及叶酸等多种维生素，有消脂、降低胆固醇、预防脑卒中的作用，有利于血管健康；大白菜含有多种维生素、钙、磷、铁，以及大量的膳食纤维，有助于降血压、降胆固醇。

晚餐少进食主食与肉类

主食是机体能量的主要来源，主要提供人体劳作的能量消耗，晚餐后进入午夜休息，很少需要能量消耗，因此晚餐要少进食主食。另外，晚餐进食总量也要少。

晚餐过多进食肉类，会增加肠胃负担，影响睡眠，尤其是富含饱和脂肪酸的肉类，会促进体内胆固醇的合成，大量胆固醇就会沉积在血管壁上引起动脉粥样硬化。科学实验证明，晚餐过多进食肉类的人，比经常进食素食的人血脂一般要高2~3倍，而患高血压、肥胖症的人如果晚餐爱吃荤食，害处则更大。因此，晚餐一定要少吃肉食，多摄入新鲜蔬菜，尽量减少脂肪类食物的摄入。

专家连线

晚餐时大吃大喝有哪些危害

晚餐时大吃一顿，热量堆积过多，多余的热量就会转化成脂肪存储起来，很容易出现肥胖。长此以往，很多疾病便会找上门，最常见的有肥胖症、血脂异常、高血压、糖尿病、冠心病、急性胰腺炎、肠癌、尿道结石、神经衰弱等。所以，晚餐要少吃，吃七八成饱即可，超重肥胖者只能吃半饱，这样才能远离疾病。

逆转认知 23 选择零食有学问，减脂又控血压

零食是很多人的最爱，闲来无事的时候就会吃一些，可是每次吃完心里都会想：零食是不是添加剂太多？坚果会不会太油？吃太多零食会不会变胖……在这里可以告诉大家，如果不影响正餐，可以根据自身状况，在总热量不超标的前提下合理选择健康的零食，适时、适度地吃。

● 首选"优选级"，控制"条件级"，拒绝"限制级"

并不是所有的零食都是不健康的，有些零食也富含营养。建议将零食分为三个级别，分别是优选级、条件级、限制级。这样分类可以在选择零食时趋利避害，有利于寻找美味和营养之间的平衡点。

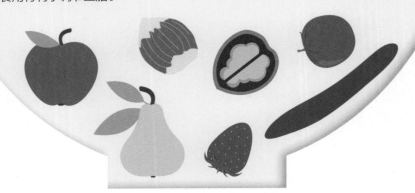

优选级零食

新鲜的中低糖水果、部分蔬菜、坚果、果干以及奶制品。

其中，中低糖水果包括苹果、草莓、柚子、梨等，蔬菜包括番茄、黄瓜等，这些食物含糖量少、热量低，且富含维生素和膳食纤维，是安全、健康的零食选择。

坚果也是大众喜爱的一种零食，富含 B 族维生素、维生素 E 和矿物质，其脂肪酸多是不饱和脂肪酸，特别是富含植物固醇，能抑制人体对胆固醇的吸收，合理食用有利于调节血脂。

但是再好的食物也不能无节制地食用，否则容易使人发胖，尤其是血脂、血压偏高的人群更不可以多吃。拿核桃来说，一般老年人每天食用核桃的数量不宜超过 3 个，年轻人不宜超过 5 个，否则会造成油脂摄入过量。对于坚果，每天食用量不宜超过 25 克。

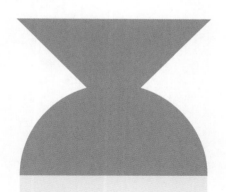

限制级零食

包括糖果、果脯、膨化食品、油炸食品、奶油食品、果冻、曲奇饼干等。

这些食品如果长期大量食用，不仅会造成身体肥胖，还可能导致血脂、血糖波动。限制级零食，每周最多吃一次，不吃更好。

条件级零食

主要有黑巧克力、海苔、全麦食品等。

黑巧克力不但反式脂肪酸含量少，还含有抗氧化成分，适量食用对心脑血管有益。需要注意的是，黑巧克力也含有油脂，超重、血脂较高的人最好少吃。

海苔含有胶质，但同时含有较多的糖、盐以及鲜味剂，建议不要过多食用，且尽量选择原味的低盐海苔，每天吃 4~5 片就可以了。

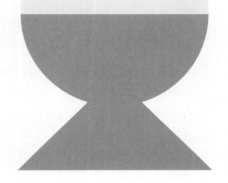

逆转认知 24 有助于控制进食量的饮食原则

肥胖是体内脂肪，尤其是甘油三酯堆积过多导致的。肥胖是高血压的危险因素，因此预防肥胖可以在一定程度上控制血压。而对于超重肥胖的高血压患者来说，控制进食量则有助于控制体重，从而有利于病情的改善。

◉ 进餐控食有妙招

把餐具换成小号的

餐具过大，易使人在不知不觉中吃得更多。选小号的盘子、小号的碗容易给人一种错觉——装了比实际的量更多的食物。而使用更小的餐具，如饭勺、餐勺，也能避免把盘子、碗堆得太满。这些不经意的做法，会让我们在无意识中少吃一些，进而避免摄入过多的热量。

大脑摄食中枢感知饱的信息是需要时间的。作为食物消化的第一道工序，吃得太快，咀嚼次数太少，食物在口腔内停留时间太短，大脑来不及感知饱的信息，只能由胃的机械感受器来感知，很容易就吃多了。因此，减慢进食速度，让每一口食物都有充分咀嚼的时间，也是控制食量的一个好办法。习惯用右手进餐的人可试试用左手进餐，能够帮助减速进食，反之亦然。

进食速度慢一些，充分咀嚼

◉ 量化控食法

掌握常吃食物的量，心中有数不过量

新发高血压患者如何才能更好地掌握自己每餐所吃食物的量，以控制好每天的总热量，避免摄入过多热量呢？下面就教给大家一些掌握食物用量的简单方法。

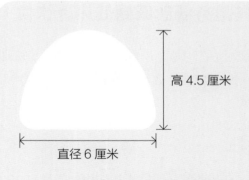

高 4.5 厘米

直径 6 厘米

一个直径 6 厘米左右、高约 4.5 厘米的熟馒头，一般重量在 100 克左右，其热量约为 221 千卡

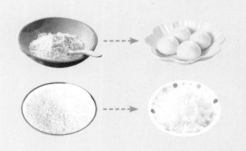

一般来说，100 克面粉（普通饭碗装八成满）加水大约可以蒸出 150 克的馒头，可以做出 130 克湿面条、110 克干面条；而 100 克大米（普通饭碗装一半）加水大约可以蒸出 250 克的米饭

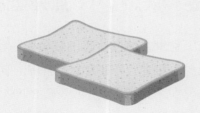

一片全麦面包 25 克左右，所含热量约为 65 千卡

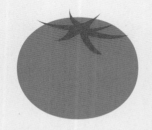

一个中等大小的番茄，约 150 克

一个鸡蛋一般重 55~60 克，其热量约为 80 千卡，而 500 克鸡蛋通常有 8~9 个

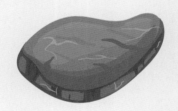

一块与食指厚度相同，与两指（食指和中指并拢）的长度、宽度相同的瘦肉，相当于 50 克的量

逆转认知 25 点外卖怎样坚持低盐低糖低热量饮食

尽管在通过饮食的调节来防治高血压的问题上，重口味、高热量、高脂肪的外卖食品一直为人所诟病，但是无论如何在外面解决午餐的年轻人仍然很多。点外卖也要坚持低盐低糖低热量饮食。

● 记住各种外卖菜品的含盐量

如果能记住各种外卖菜品的含盐量，就能够点一些少盐的菜品了。每家店做菜的口味不一样，选择口味清淡的店点单也是很重要的。

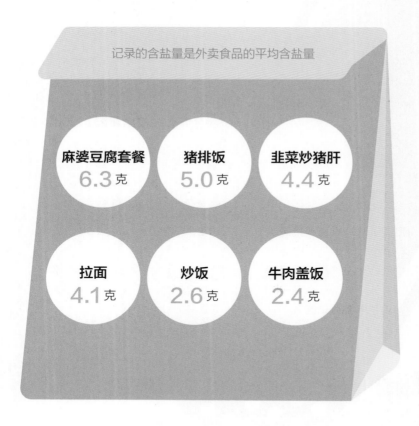

记录的含盐量是外卖食品的平均含盐量

麻婆豆腐套餐	猪排饭	韭菜炒猪肝
6.3 克	5.0 克	4.4 克
拉面	炒饭	牛肉盖饭
4.1 克	2.6 克	2.4 克

吃面时要注意什么

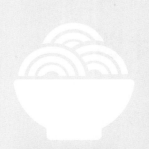

吃面时要养成吃面不喝汤的习惯

点外卖,吃面时要把面汤剩下来。那些即使在制作过程中不加盐的荞麦面,其汤汁也是含盐的。而拉面和手擀面在加工时就已经加了盐,再加上汤汁里的盐,一顿饭下来,食盐摄取量就会变得相当高了。挂面的含盐量相当高,这常常被人们忽视。

吃盖饭时要注意什么

吃盖饭时要尽量少吃米饭。盖饭量大,菜肴口味重,很容易让人摄取过多的盐和热量,因此,吃盖饭时要剩一些米饭。如果觉得没吃饱,可以再加一份蔬果沙拉,这样就可以均衡地摄取营养。

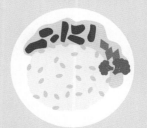

吃盖饭时要尽量少吃米饭

吃盒饭时要注意什么

吃盒饭要注意盒饭的整体分量。如果是打包带走的盒饭,要选小盒的。因为小盒盒饭中的饭菜少,所以含盐量和热量相对较低。还要注意盒饭中的配菜,有鱼不吃畜禽肉,有清炖鱼不吃烤鱼,咸菜要少吃一些。

3~6个月，
新发高血压饮食逆转计划

计划 *1* 唤醒味蕾，享受食材天然的味道

对很多口味重的人来说，一下子转为清淡饮食会有"食之无味"的感觉，一时难以适应。那么，怎样做到既能享受食材天然的味道，又能减少食盐用量呢？下面介绍一些减盐的烹调方法。

● 讲究烹调方法

1 食材不要加工太细

烹调食物时，尽量不要经过太过精细的加工，如蔬菜不要切得太碎、太小，甚至制成泥状。因为食物切得细碎，不仅营养损失严重，油、盐渗入量大，还减少了咀嚼和肠道的蠕动，不利于控制血压。

2 常搭配淡味菜肴

在日常饮食中，要注意经常配上一些不放盐或少放盐的菜肴，如一块蒸南瓜、一盘生黄瓜、一份白灼虾、一份清蒸鱼等。在正常菜肴中添加一两道淡味菜肴，有利于平衡"重口味"。

3 选择低钠盐

食用低钠盐可以减少钠的摄入量，有助于控制血压和防治心血管疾病。但有肾脏疾病和正在服用保钾类降压药的人要避免食用高钾低钠盐。

4 凉菜要即拌即食

调凉拌菜时，如凉拌黄瓜、菠菜等，不要提前拌好，最好现吃现拌，这样盐分更多地留在菜的表面和调味汁中。尽快吃完，让盐分来不及渗入内部。

5 多用蒸、烤、煮等烹调方法

多采用蒸、烤、煮等烹调方法，享受食物天然的味道，并不是每道菜都需要放盐。

6 烹调时晚放盐

烹调过程中，在食物煮熟或炖汤结束时再放盐，这样就不会让盐分入味太深，以减少用盐量。

◉ 巧用替代品，减少用盐量

选择具有独特风味的食物烹调

重口味的高血压患者无法适应清淡无味的低盐菜肴时，可以选择番茄、芹菜、洋葱、香菇等具有独特风味的食物进行烹调。这些食物和清淡食物放一起烹调，如茄汁菜花、香菇油菜等，可以强化、提升口感。

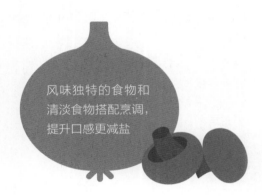

风味独特的食物和清淡食物搭配烹调，提升口感更减盐

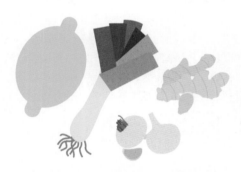

用醋、柠檬汁等替代钠含量高的调味品，可以提味、增鲜、控盐

充分利用葱、姜、蒜的香味，巧用醋、柠檬等酸味食材

葱、姜、蒜可以给食物提香，烹调时多放些葱、姜、蒜等调味料，有利于增强食欲。

柠檬、醋、柚子、番茄等食物都有清香的酸味，能够刺激食欲，有利于减少食盐的添加。

利用芝麻酱、花生酱等调味

芝麻酱、花生酱、核桃碎等味道鲜香，是很好的调味料。做凉菜、凉面的时候，加少量芝麻酱或者核桃碎，即可减少用盐量，味道也可口。

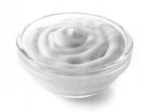
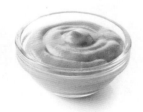

计划 **2** 逆转新发高血压，学会吃油很关键

● 低油且不失好味道的烹调方法

炒菜后控油

炒好菜后，将炒菜锅斜放 2~3 分钟，让菜里的油流出来，撇去汤汁再装盘。柿子椒、莴笋、芹菜等蔬菜吸油少，很适合这种方法。

凉拌菜最后放油

对于凉拌菜，可以在上桌前放几滴香油或山茶油，然后马上食用，这样油的香气能有效散发出来，食物也来不及吸收过多油脂，能减少油的摄入量。

用烤代替煎炸

常用煎炸方式处理的食材，如肉排、鸡米花、骨肉相连等，也可以用烤箱或不粘锅烤熟食用。将食材烤一下味道可口，而且脂肪含量可从油炸后22%降到8%以下。

多用蒸、煮、焯、炖等烹调方法

做菜时既想用油少又想好吃，可以尝试改变烹调方法。比如炒鸡蛋改为蒸蛋羹，只需几滴香油；红烧鱼改为清蒸鱼，用油少，口感也更细腻；红烧羊肉改为清炖羊肉，更加鲜香；炒鸡块改为白斩鸡，用油少，味道照样鲜美；蒸茄子、蒸南瓜、蒸豆角，用调味汁蘸一下也很好吃。

少吃各种含油主食

生活中除了馒头和面条，几乎各种面食制作过程中都会加入油脂，如煎饼、干层饼、烧饼等。一般来说，放油越多的面食，口感越酥香。米食中炒饭、炒米粉、麻团、炸糕等也都含有较多油脂。高血压患者应尽量少吃这种含油主食，多吃些杂粮粥、米饭、杂粮馒头等，这样可降低膳食中油的摄入量。

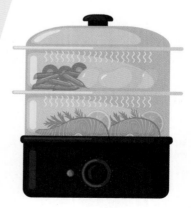

用蒸、煮等烹调方法，
低脂低盐，口味鲜香

◉ 减少烹调油摄入量的方法

目前我国居民每人每天的烹调油摄入量普遍较高，这容易增加肥胖症、高血压、血脂异常、糖尿病等疾病的发病风险，因此要养成饮食清淡的习惯。每人每天烹调油的摄入量应为 25～30 克，而且要多选用植物油烹调。有些人觉得控制动物油摄入就行了，植物油可以随便吃，这是一个很大的误区。

1 **使用烹调油量具**
将每天应该食用的烹调油的总量倒入量具内，能有效控制用油量。

2 **多使用不粘锅、微波炉等炊具**
合理使用炊具能帮助减少烹调油的用量。

3 **减少外出就餐频次**
有些餐馆做菜高油高盐，而且烹调油质量没有保障。

4 **少吃点油，多吃些鱼**
鱼类蛋白质含量高、品质好，同时还含有多不饱和脂肪酸，可降血脂，并减少血栓的形成，所以高血压患者可适当多吃一些鱼类，尤其是深海鱼类。
相比淡水鱼，深海鱼不仅富含蛋白质、维生素及矿物质，而且富含卵磷脂和多种不饱和脂肪酸。

计划 **3** 逆转新发高血压，学会吃糖很重要

如果摄入过多的糖分，体内就会产生大量热量，当其超过生理需要时，剩余部分就会转化为脂肪而储存在体内。体内堆积过多的脂肪，会使身体发胖，而肥胖正是高血压的一大诱因。对于肥胖的高血压患者，同样的降压药物降压作用明显减弱，部分甚至成为"假性难治性高血压"。

◉ 甜食要限制，警惕"无糖食品"

我们在日常烹调中，会用到白糖、冰糖、红糖、黄糖等各种糖，这些糖类属于双糖，会很快水解为单糖，不仅不利于控制血糖，也不利于控制体重。无论是蛋糕、糖果还是精制白糖等，过多食用对身体健康来说都是有百害而无一利，因此一定要改掉经常吃甜食的习惯。

此外，"无糖食品"只是说不含蔗糖，并不保证没有葡萄糖等其他糖。有些号称"无糖"的食品用淀粉糖浆、麦芽糖浆之类作为甜味来源，而它们升高血糖的速度可能比蔗糖更快。例如，"无糖月饼"虽然不含蔗糖，但其主要成分是淀粉和脂类，热量非常高，进食后血糖明显升高，高血压患者切不可当成放心食品来食用。

◉ 选对烹调方法，降低食物血糖生成指数，有利于减重

1. 蔬菜不要切得太碎，豆类最好整粒吃。一般薯类、蔬菜等不要切得太小或制成泥状，因为食物切得越细碎，食用后血糖升得越快。摄入食物时多嚼几下，让肠道多蠕动，这对控制血糖、减轻体重和稳定血压有利。

2. 急火快煮，少加水。食物的软硬、生熟、稀稠、颗粒大小对食物血糖生成指数都有影响。加工时间越长，温度越高，水分越多，糊化就越好，食物血糖生成指数也越高。选择急火快煮，少加水，可以避免食用食物后血糖迅速升高，预防高血压并发糖尿病。

3. 高、中、低食物血糖生成指数的食物搭配烹调。高、中食物血糖生成指数的食物与低食物血糖生成指数的食物一起烹饪，有助于整体降低食物的血糖生成指数，能够控制血糖，预防高血压并发糖尿病。

常见食物血糖生成指数表

高食物血糖生成指数 >70		中食物血糖生成指数 46～70		低食物血糖生成指数 0～45	
胡萝卜（金笋）	71	面条（挂面，精制小麦粉）	55	莴笋	15
小米（煮）	71	乌冬面	55	菠菜	15
南瓜（倭瓜）	75	燕麦片粥	55	黄瓜	15
油条	75	黑米饭	55	柿子椒	15
红薯（煮）	77	玉米（甜，煮）	55	芹菜	15
烙饼	80	荞麦面条	59	生菜	15
土豆泥	87	葡萄干	64	芦笋	15
糯米饭	87	甜菜	64	茄子	15
馒头（富强粉）	88	大米糯米粥	65	菜花	15
大米饭（粳米，精米）	90	面包（全麦粉）	69	豆腐（炖）	32

数据来源：《中国食物成分表（标准版）》（第6版）。

4.增加主食中的蛋白质。如一般的小麦面条食物血糖生成指数为82，强化蛋白质的意大利面条食物血糖生成指数为37，加鸡蛋小麦面条食物血糖生成指数为55。饺子是北方常吃的食物，蛋白质、膳食纤维含量都高，是一种低食物血糖生成指数食物。

5.粗细粮混合吃。粗粮食物血糖生成指数较低，和细粮混合吃，可以整体降低食物的血糖生成指数，稳定血糖，如在做米饭时放些玉米、燕麦或荞麦等。

6.简单烹调。尽量减少食物烹调，能生吃不熟吃。生吃不仅可以减少脂肪和盐的摄入量，避免血压蹿高，还能延长食物在胃中停留的时间。

7.精米饭的食物血糖生成指数高，如果改吃糙米饭，食物血糖生成指数明显降低。糙米是全谷物食物，保留的表皮层富含膳食纤维、矿物质、维生素、蛋白质、不饱和脂肪酸等，更有利于人体健康。

● 常见低糖食物

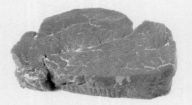

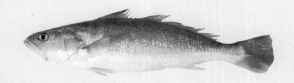

黄花鱼含糖量 0.8 克

牛肉含糖量 2.0 克

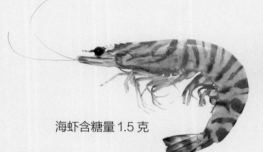

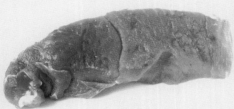

猪肉（里脊）含糖量 0.7 克

海虾含糖量 1.5 克

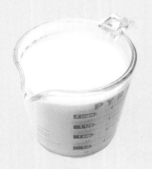

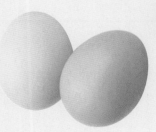

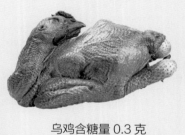

乌鸡含糖量 0.3 克

牛奶含糖量 5.0 克

鸡蛋含糖量 2.4 克

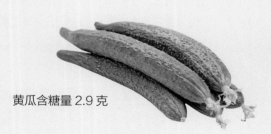

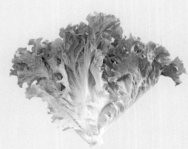

黄瓜含糖量 2.9 克

以上食材每 100 克可食部分含糖量

生菜含糖量 1.1 克

计划 *4* 选择有助于降低血压的食物，稳定血压

人体需要通过外界食物来获取充足的营养，才能使机体各项功能正常运行。健康食物富含人体需要的各种营养成分，有针对性地选择有助于降低血压的食物，可帮助新发高血压患者稳定血压。

● 有助于降压的营养成分

1

高钾

高钾食物可以抑制钠的吸收，并促使钠从尿液中排出，降低体内钠含量；同时，还可以对抗钠升高血压的不利影响，对血管有保护作用。

常见高钾食物：口蘑、紫菜、红豆、香蕉、土豆

2

高膳食纤维

膳食纤维可吸附肠道内的有害物质，抑制胆固醇吸收，促进排便，促使升高血压的钠离子排出体外。

常见富含膳食纤维的食物：油菜、菠菜、红薯、玉米

3

高蛋白

适量摄入优质蛋白质可改善血管弹性和通透性，增加尿钠排出，从而降低血压。

常见高蛋白食物：牛奶、鸡蛋、黄豆、虾、鱼肉

4

低脂肪

低脂肪食物热量通常较低，有利于控制体重；也不会摄入过量的饱和脂肪酸，有利于预防和控制高血压。

常见低脂食物：去皮鸡胸肉、洋葱、木耳、豆腐、魔芋

计划 5 戒烟限酒，远离健康"炸弹"

新发高血压患者在生活中要避开容易升高血压的饮食雷区，戒烟限酒，远离健康"炸弹"。

● 吸烟是高血压的启动因子

香烟中的尼古丁、一氧化碳等有毒物质刺激血管发生痉挛收缩，会损伤血管，加快硬化的发生。吸烟导致心肌梗死的风险比导致肺癌的风险高出200多倍。尼古丁还会刺激血管内的化学感受器，反射性地引起血压升高；同时也促使肾上腺释放大量儿茶酚胺，使小动脉收缩，导致血压升高。即便是电子烟也会危害健康。研究表明，吸 1 支烟后心率每分钟增加 5～20 次，收缩压增高 10～25mmHg。在未治疗的高血压患者中，吸烟者 24 小时的收缩压和舒张压均高于不吸烟者，尤其是夜间血压明显高于不吸烟者，而夜间血压升高与左心室肥厚直接相关，也就是说吸烟会引起血压升高且对心脏有不良影响。

血压正常的人戒烟可预防高血压的发生，已患高血压的人则更应该戒烟。研究发现，吸烟不但对自己有害，被动吸烟者所受的伤害不亚于吸烟者。澳大利亚一项流行病学调查显示，吸入二手烟对内皮细胞造成的损伤甚至比自己抽烟还严重。因此，吸烟者一定要戒烟。

● 戒烟，帮你延长预期寿命

很多人认为自己吸烟已经很久了，戒烟也不会有太多益处，其实这是不戒烟的借口。英国做过一项为期 40 年，超过万人的跟踪随访研究。这项研究用事实证明，如果大家在 60、50、40 或 30 岁时戒烟，分别可延长 3、6、9 或10 年的预期寿命。戒烟后人们的身体会发生巨大的变化。

请相信，戒烟只有好处，没有坏处。早戒早获益，晚戒晚获益。成功戒烟5 年后，烟草对心血管的危害大部分可消除。戒烟，任何时候都不晚！

戒烟 15 年
冠心病危险与不吸烟者相同

戒烟 8 小时
血液中一氧化碳含量降至正常水平，血液中氧的含量增至正常水平

戒烟 10 年
肺癌发病率降至不吸烟者水平

戒烟 48 小时
嗅觉和味觉对外界物质敏感性增强

戒烟 5 年
比吸烟者肺癌病死率下降 50%，口腔癌、食管癌发病率下降 50%，心肌梗死发病率降至不吸烟者水平

戒烟 72 小时
肺活量增加

戒烟 2 星期
肺功能改善 30%

戒烟 1 年
冠心病危险减至吸烟者的一半

戒烟 1~9 个月
咳嗽、鼻窦充血、疲劳、气短等症状减轻，痰减少，感染机会减少，体重增加 2~3 千克

◉ 饮酒导致血压不稳，且不易控制

与吸烟相比，饮酒对身体的利弊存在一定争议。不时出现各种研究报告，有的说饮酒完全无害，有的说少量饮酒有益健康，有的说只要饮酒就有害健康。但可以肯定的是，大量饮酒有害无益。高浓度的乙醇会导致动脉硬化，过量饮酒可使血压持续升高并加重高血压，易诱发脑血管意外；而不饮酒对身体无害。饮酒不仅会使血压升高，引发高血压，还会增加热量的摄入，使体重增加，降低抗高血压药物疗效。喜欢饮酒的新发高血压患者应该戒酒或少量饮酒。

早上如何补充水分，可减少心脑血管疾病的发病风险？

对高血压患者来说，早晨是危险时段。由于夜间持续平卧位，增加了肾动脉灌注，尿液产生多，意味着血液相对浓缩。如果血压升高，水分补充不足，容易促发动脉血栓形成，所以有必要补充水分，以减少心脑血管疾病的发病风险。高血压患者在早晨起床后喝一杯温水，能有效减少发生脑卒中的风险。

高血压患者为什么要少喝鸡汤？

现实生活中，老年人、体弱多病者或处于恢复期的患者，都习惯用老母鸡炖汤喝，甚至认为鸡汤的营养价值比鸡肉高。其实，鸡汤所含的营养比鸡肉要少得多。血脂异常、高血压患者不宜多喝鸡汤，因为鸡汤通常富含钠、油脂，摄入过多会使血胆固醇和血压升高。

为什么高血压患者不能摄入过多味精？

味精的主要成分是谷氨酸钠，在体内会分解形成谷氨酸和钠离子，相当于另一种形式的盐，过量食用味精可造成体内水钠潴留，导致血压升高，血管阻力增高，同时加重心肾负担。为了从根本上使血压得到控制，就应从忌口开始做起，少吃味精，慢慢纠正不健康的饮食习惯。

高血压患者如何选择动物性食物？

一般来说，高血压患者要控制胆固醇的摄入。其实，胆固醇并非一无是处，它对维持人体正常生理活动很重要，只是不能过量食用。年龄在 40 岁以下且体形不胖的高血压患者，血胆固醇水平正常时，可以适量摄入动物性食物，比如去皮禽肉、鱼等，特别是海鱼，但动物内脏、肥肉等不推荐。

第五章

逆转新发高血压，改变心态同样重要

坏情绪影响血压怎么办

逆转认知 26 心病还需心药医

生活在当代的我们比历史上任何一个时期都拥有更多的财富和物质，但我们承受的焦虑、压力和抑郁是前所未有的。

● 高血压与情绪的内在关系

心身疾病（心理生理疾患）的三个环节——应激、心理改变、躯体疾病，缺一不可。加拿大研究人员发现，伞兵训练季结束后，患胃溃疡的伞兵数量比平时多出 4 倍。这一研究说明了紧张、压力和焦虑对胃溃疡的发生有影响。

那么高血压呢？高血压也是一种心身疾病，精神、心理因素是心身疾病的主要致病因素。第二次世界大战时期，德军围攻苏联列宁格勒，空袭、装甲部队封锁粮食供应轮番上阵，围攻一直持续了 800 余天。列宁格勒的居民就一直处在这样一种随时可能城破人亡的心理压力之下。战争之后，医生对列宁格勒的居民进行体检，发现幸存居民的高血压发病率是战前的 16 倍，从战前的 4% 上升到 64%。2008 年汶川地震后调查也显示当地居民高血压、糖尿病发病率明显增加。由此可见，如果人们情绪不稳定，心理负担重，出现恐惧、恼怒、狂躁、失意、怨恨、焦虑等症状，血压容易波动，并通过肾上腺素分泌增加等一系列升压机制使血压升高。所以，保持健康心理状态，对高血压患者是极其有利的。如果发现心理不健康的迹象，应主动调节、尽快纠正。

● 情绪稳定：降血压的重要因素之一

研究发现，人在暴怒、激动、紧张时，血压可明显升高。强烈的精神紧张、情绪波动，以及长期或反复的外界不良刺激均可使大脑皮质的抑制和兴奋过程发生紊乱，使血管处于收缩状态，引起全身小动脉痉挛而使血压升高。因此，不良情绪是高血压发病的因素之一，保持内心平静、情绪稳定有助于降血压。

刚被医生诊断为高血压的小张，生气、发怒的时候总会出现头晕、胸闷、呼吸不畅的症状，经测量发现血压明显升高；小张情绪稳定、心情愉悦的时候，身体无明显不适，血压值正常平稳。医生建议，像小张这样以情绪波动为主因导致的新发高血压患者，在生活中通过调节情绪，保持心理健康，就可以把血压降下来，并稳定在正常值范围。小张听从医生的建议，生气的时候先做腹式深呼吸，让自己平静下来；工作繁忙的时候也不忘抽出时间锻炼身体，坚持每天快走 60 分钟；睡前聆听喜欢的古典音乐，享受慢生活带来的宁静和快乐。坚持一段时间后，小张发现自己不会因为一些小事而发怒了，头晕、乏力的症状也消失了，不再被情绪"控制"，血压值也正常了。

● 稳定高血压患者情绪的良方

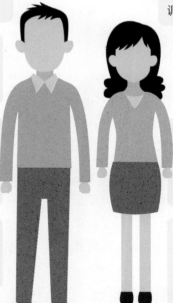

5 享受独处自由的时光，做自己的主人，做些自己喜欢的事情。

6 不以物喜，不以己悲。保持情绪的相对稳定，防止大起大落。生活不顺是客观存在的，关键是要变换角度去看问题，加强自我调节。

4 不争强好胜，拿得起、放得下，能自己安慰自己，主动调节情绪。

3 尝试放慢说话速度。缓慢说话可以保持理性，避免情绪过分激动。

7 紧张工作后要放松地休息，劳逸结合。

2 做事不要太匆忙，无论是生活还是工作，提前做好规划才能有条不紊，保持内心平静。

8 如果自身性格易怒、锋芒毕露，需要进行自我调控及心理疏导，淡化或改变性格。

1 放慢生活节奏，可与三五好友品茗、畅聊、闲逛、看电影等。

9 善于发现生活的美好，多从正面看待事物，享受生活的乐趣，培养兴趣爱好，有助于转移情绪、稳定血压。

逆转认知 27 别让长期紧张和一时冲动"燃爆"血压

古人常云"积郁成疾",道出了坏情绪会导致疾病的道理。现代社会竞争激烈,快节奏、高效率的生活使得人们的压力无处不在、无时不在,对新发高血压患者而言,更需要合理有效的精神调节来稳定血压,才能避免长期紧张和一时冲动带来的身心伤害。

● 长期紧张情绪的危害

心理学家认为,紧张是一种有效的应急反应方式。从短期来看,人们需要适度的精神紧张,可帮助人们更警觉、更有效率,是人们解决问题的必要条件,因此紧张并不完全是坏事。但是,人若长期、反复地处于超生理强度的紧张状态中,就容易急躁、激动、恼怒等,导致脑疲劳、记忆力下降,甚至引起大脑神经功能紊乱等。

实践证明,许多心脑血管疾病都跟紧张情绪有很大关系,身心放松有利于疾病的康复。压力过大会使人的精神紧张,导致血压升高,特别是高血压患者血压升高更明显。这种血压升高有多种作用机制,包括大脑皮质功能紊乱,影

专家连线

如何看待克服长期紧张对防治高血压的意义

长期处于紧张状态容易使身体内部失去平衡,而心理或生理上的不平衡是新发高血压患者血压升高的重要原因。研究发现,当遇到应激情况如激动、紧张、生气时,易紧张的人血尿中的儿茶酚胺数值较情绪稳定的人明显增高,儿茶酚胺增高,说明肾上腺素增高,交感神经兴奋。交感神经兴奋时,心跳加快,心肌耗氧量增加,血管收缩,血压升高。所以及时进行自我调控和心理疏导,克服长期紧张等不良情绪,保证心理平衡是新发高血压患者健康的基石。

响血管运动中枢,导致外周小动脉收缩,紧张应激反应引起肾上腺素分泌增加等,使血压上升。如果新发高血压患者长期处于紧张状态中,容易使中枢神经处于异常兴奋状态,内分泌功能发生变化,并通过一系列的升压机制使血压继续升高。这种长期紧张还会引起血管内膜收缩等内膜功能紊乱,加速血管的老化,导致血管发生硬化性改变。

新发高血压患者要想控制病情,首先要及时设法让自己从长期紧张的状态中解脱出来,逐步调整心态,主动克服长期紧张,保持良好的情绪。

◉ 缓解长期紧张的良方

坦然面对和接受自己的紧张

告诉自己紧张是正常的，不要与这种不安的情绪对抗，而是体验它、接受它。此刻你可以选择和内心的紧张进行心理对话，问自己为什么紧张。这样就做到了正视并接受这种紧张的情绪，坦然从容地应对，有条不紊地做自己该做的事情。

如果能够认清自己能力和精力的限制，放低对自己的要求，凡事从长远和整体考虑，不过分在乎一时一地的得失，不过分在乎别人对自己的看法和评价，自然就会放松身心。

降低对自己的要求

做放松身心的活动

在日常生活中要注意调整好节奏，做到有张有弛、劳逸结合。在紧张的工作、学习之余，可以从事各种娱乐活动，调节自己的生活，放松身心，比如游泳、洗热水澡、逛街购物、听音乐、看电视等。

若所拟的工作计划不符合实际，便会受到挫折而引起情绪紧张。心理学家建议，在制作工作进度表时，可安排一小段"真空时间"。每次到这段时间时，可利用它来完成先前未能做完的事情，或是着手下一步工作。这样既有助于完成计划又能感觉到自我支配工作的满足感，内心较为轻松。

合理安排工作计划

与人真诚相处

在与他人的交往中，应真诚坦荡，与人为善。虚伪不仅使人厌倦，而且自己也会因此而产生不安全感，从而导致精神紧张。

● 生活中如何应对紧张事件

1 日常琐事

- 经常使用的物品没有放在原来的地方或者丢了东西
- 堵车
- 出门时忘记带东西
- 排队等候
- 家里乱七八糟
- 睡过头了
- 汽车在路上抛锚了
- 与同事意见不一
- 被交警开罚单
- 迟到
- 与家人发生争吵
- 错过了公共汽车
- 其他

应对

生活中，每一个人都可能遇到这些日常琐事，没什么大不了，放松心态最重要。如东西丢了可以换新的；堵车、排队都很正常；与同事意见不一致的时候进行充分沟通，一起努力把工作做到位等。

2 重大事件

- 结婚
- 离婚或分居
- 家人、朋友或者同事去世
- 更换工作
- 搬家
- 准备重新回到学校读书
- 孩子即将出生
- 被诊断患有重病
- 准备动手术
- 其他

应对

生活中的这些重大事件出现频率不会太高。遇到这些事情，需要做好万全的物质准备和心理准备，从内心接受这种改变。如准备结婚时，把需要做的事情列出来：拍婚纱照、买戒指、订酒席、发请帖……事情一件件办妥之后，就没什么可担心了。

3 困境

- 日常开支或者还款出现问题
- 居住环境恶劣
- 酗酒或者吸毒
- 患有慢性病
- 与家人或朋友的关系恶化
- 身体受伤，一段时期内生活不能自理
- 被解雇了
- 经济不景气
- 其他

应对

当遇到困境时，对于改变现状，乍看无从下手，但换个角度说不定就会"柳暗花明又一村"。比如，被解雇了，可以利用这个机会考虑自己今后的职业生涯；在重新开始工作前，有更多的时间和家人待在一起；还可以考虑重回学校充电。

◉ 一时冲动：血压升高没商量

心理学家指出，能给人带来益处的冲动具有实用价值。在特定的环境下，如果要求得不到立刻满足，有些人的冲动就会转为病态，如做事不假思索、感到厌烦、草率鲁莽、不计后果、急于求成，或行为具有挑衅性等。

人在冲动时，由于交感神经的作用，导致心跳加速，外周血管阻力增加，收缩压明显上升，多次反复，便会引发高血压。如果原来就患有高血压，则会使病情加重，血压升得更高。因此，冲动是诱发高血压的原因之一。

典型案例

小张平日血气方刚、我行我素、眼里容不得沙子，经常与人发生矛盾。每次双方争执时，小张心中的怒火就越烧越旺。直到有一天，小张在一次冲突中突然倒地，被紧急送医后，医生确诊小张是因为情绪剧变和血压剧升导致昏厥。在医生的帮助下，小张深刻认识到控制情绪的重要性，了解到只有保持稳定的情绪才能控制血压，保证身体的健康。经过一段时间的调整，小张只要觉得心中有不快，就积极转移注意力、冷静处理问题，不让自己鲁莽行事，后来小张的血压也渐渐平稳下来，整个人的精神面貌焕然一新。

◉ 冲动时的心理调剂

1 克制

克制就是用理智驾驭冲动这匹"野马"。生理学家认为，理智可降低外界刺激在大脑中引起的兴奋程度，平时加强修养并有意识地锻炼就可以做到。

2 转移

冲动时，如果另外建立一个或几个新的兴奋点，便可抵消或冲淡原来的兴奋点。冲动上涌时，要分散注意力，使冲动的情绪得到缓解。可以有意识地转移话题或做点其他事情，也可以离开刺激情绪的现场。

3 宽心

在日常生活中，待人处世要宽容豁达，不苛求于人。

4 释放

心中有不平事，要采取合理的宣泄方法，将它吐露出来。与人闹矛盾后可以和对方交换意见，或找好朋友交流谈心，这些都是释放、宣泄的好方法。不得已时大哭一场，心中郁结也可以得到及时宣泄。

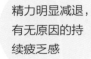 **逆转认知 28 抑郁、焦虑不可怕，总有办法战胜它们**

精神抑郁、焦虑，很容易导致机体内部的交感神经—肾上腺系统和下丘脑—垂体—肾上腺轴同时被激活，产生大量皮质激素，继而导致血管系统承受巨大压力。一旦出现上述情况，而又长期得不到缓解，就会引发高血压。

◉ 如何识别抑郁症

要识别抑郁症并不困难，只要发现高血压患者具有持续 2 周以上的抑郁、悲观、焦虑情绪，并伴有图中 6 项症状中的任何 4 项症状，都可能是得了抑郁症。

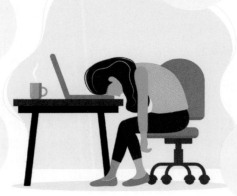

精力明显减退，有无原因的持续疲乏感

自我评价过低、自责或有内疚感

对日常生活丧失兴趣，无愉快感

思维迟缓或自觉思维能力明显下降

动作明显缓慢，焦虑不安

多次出现自杀念头或行为

◉ 缓解抑郁的两种方法

大声喊叫

大声喊叫可以减轻精神压力，缓解紧张情绪，使皮质醇（与心脏疾病相关的因素之一）的产物释放缓慢。同时，大声喊叫可以刺激内啡肽的释放，而内啡肽是人体的天然镇痛剂。

倾诉

感到情绪低落时，可采取倾诉的方式来进行缓解。有些时候，即使是在凌晨 4 点，也可以向最亲密的朋友或家人倾诉烦恼，他们的臂膀可以放心倚靠。有些时候，倾诉可能需要专业人员——心理医生、心理咨询师用合理的、无偏见的方式来梳理你的感情。

◉ 焦虑：痛苦的"升压器"

有些人在得知自己身患高血压之后，感到情绪低落、意志消沉，认为自己非常不幸，处于悲观、焦虑不安或绝望无助的心境中。这种情况会引发更深层次的忧郁感，而忧郁的心情对控制血压是非常不利的。因此，对于高血压患者来说，一定要及时消除自己的焦虑情绪。

◉ 摆脱焦虑情绪的诀窍

1. 让周围的人了解：当你感觉焦虑的时候，你所能做的事情是有限的。

2. 不要给自己设定过高的目标，尽量避开过于艰巨的任务。

3. 遇到困难时要善于寻求和接受他人给予的帮助。

4. 善待自己，懂得享受快乐生活。

5. 饮食均衡，多吃富含色氨酸的食物。

6. 少食多餐比暴饮暴食更有益健康。

7. 多花时间与人沟通。

8. 每晚保证充足的睡眠。

9. 定期冥想、静坐，以放松自我，摆脱焦虑。

10. 每周至少进行 5 次 30 分钟以上的运动。

11. 多晒太阳，多进行户外活动。

12. 有焦虑情绪的人往往不爱凑热闹，不喜欢娱乐活动，甚至萎靡不振。为了改变这种情绪低迷的状态，可以多听、多看滑稽幽默的作品，让自己心情愉快。

13. 知道或是怀疑自己患上了焦虑症，建议及时看医生，借助药物能很好改善焦虑状态。

逆转认知 29 换一种心情战胜恐惧，享受海阔天空

当我们面对未知的变化时，内心的恐惧感会油然而生。对于新发高血压患者而言，一旦知道高血压的危害后，可能会心生恐惧，如果任由恐惧感蔓延，会对控制血压产生不利影响。新发高血压患者只有改变心情、战胜恐惧，才能逆转高血压。

◉ 坏心情易致病

我们知道每个人体内都有原癌基因，谁都有可能得癌症，但为什么大多数人不会得？人体有一群"健康卫士"叫作淋巴细胞，其中有50亿个是特别能战斗可以抗癌的细胞。

研究显示，免疫细胞里的50亿个"抗癌战士"往往被人的精神状态所影响，发现肿瘤细胞后，人体的NK细胞（自然杀伤细胞）就会向肿瘤细胞靠拢，5分钟之内将其杀死。杀死一个癌细胞需要5～10个NK细胞。但当一个人经常情绪低落、生气抑郁、恐惧害怕时，NK细胞功能就会受到抑制。据测试，经常情绪低落的人，其NK细胞活性能力会降低20%以上。

在肿瘤患者身上，医生大多可以发现被称作"癌性格"的致病因素，比如孤僻、多疑、抑郁、好生闷气、沉默寡言、郁郁寡欢、狭隘嫉妒、急躁易怒等不良情绪。这些都是癌细胞产生和发展最有效的媒介。因此，从抵抗肿瘤这个角度来说，保持良好的情绪非常重要。

基于这项研究成果，高血压作为一种心身疾病，患者更应该从科学的角度了解高血压，不能让因对疾病的未知而产生的恐惧和担忧打败自己，从内心出发调节不良情绪，积极乐观面对病情，才能从根源有效缓解病情。

◉ 克服恐惧利于降血压

研究人员分析了600名高血压患者，发现对疾病恐惧的人比心态乐观的人病情明显严重，而前者出现并发症的概率是后者的3倍。

现实生活中总有一些新发高血压患者发现血压升高后，面对未知的病情加剧了心中的不快、不安与恐惧，情绪极不稳定，心理负担过重，终日忧心忡忡，结果导致血压居高不下，病情加重；有的患者容易消极沮丧，不愿按时服

药，不肯在非药物治疗方面进行配合，等待"最后的归宿"；也有的患者见血压下降得不理想，对治疗失去信心，变得焦躁不安，讳疾忌医。类似的患者很多，他们本是对生活充满热情的一群人，患病后情绪的改变源于对健康状况的恐惧与担忧。

典型案例

小方是一名都市白领，长期在电脑前伏案工作，快节奏的生活和工作让她一刻都不曾停歇。小方平日较沉默，总是独自承受所有的压力与委屈。直到有一天，小方发现这几个月只要工作紧张就会出现脖项紧绷的情况，于是她上医院做了检查，经医生诊断小方是因血压偏高导致出现脖项紧绷症状。小方对高血压的危害有一定了解，内心很害怕，脖项紧绷的情况更严重了，还出现头晕、头痛。医生给小方做了科普，告诉她新发高血压是可以逆转的。小方不再对高血压恐惧了，立刻改变了生活与工作方式，劳逸结合，放松身心，积极面对病情。一段时间后，小方发觉不适症状已经不知不觉消失了，血压也正常了。

● 乐观可以战胜恐惧，提高免疫力

不少人发现自己很容易生病，那是因为免疫力低下造成的。如何提高免疫力呢？除了在饮食方面做出调整，增加优质蛋白质摄入之外，心态也很重要。研究发现，积极乐观的人身心更健康，得心血管疾病的概率较低。同样，新发高血压患者保持乐观的心态可以战胜对疾病的恐惧，在平和的心境下身体功能也能得到更好发挥，从而提高免疫力，帮助稳定血压。那么，高血压患者该如何保持乐观的心态呢？下面的方法不妨一试。

1 每晚抽出一点时间，坐下来回想一天中成功的、积极的和快乐的事情

2 坚定信心过好每一天，不沉湎于往事，不过于担心未来

3 学会积极思考，乐观面对人生

3～6个月，
摆脱压力、抑郁和焦虑

计划 *1* 努力改变熬夜的坏习惯

睡眠不好对高血压患者来说可是个大问题，因为它会直接影响到血压的控制，造成血压不稳定，如果熬夜则会雪上加霜。改变熬夜习惯有助于高血压患者降低血压。

● 睡眠的最佳时间

高血压患者要保证充足的睡眠时间，通常为 7～8 小时。

中午小睡

高血压患者在吃过午饭后，应小睡片刻，一般以半小时为宜。如果没有条件卧睡，则可仰坐在沙发或椅子上闭目养神，让全身放松，这样有助于稳定血压。

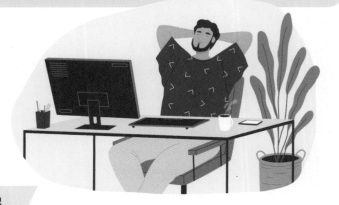

晚上睡眠

晚上入睡时间与晚餐时间要掌握好，睡眠的最佳时间应该在吃完晚餐后的 4 小时左右，这时胃里的食物大都已经消化完毕，睡眠时不会给肠胃造成负担。

◉ 睡眠与高血压的关系

有研究称，长期睡眠不足也是患高血压的一个重要因素。而心血管疾病与睡眠障碍确实有关。如果只睡很短时间，就会提高血压和心率的平均水平，由此可能会增大心血管系统的压力。压力最大的中青年人群，平均每晚睡眠时间不足5小时的人患高血压的概率比睡眠充足的人高一倍多。

对于长期睡眠不好的患者，应在医生的指导下服用一些帮助睡眠的安定类药物，最好选择短效安眠药，这样对于上班族来说不会影响第二天的工作。当生物钟恢复正常，并且血压值经测量达标后，即可遵照医嘱停止服药。

典型案例

小李24岁，不抽烟、不喝酒，也无其他的不良嗜好，但经常因为工作熬夜，有时甚至连续几天加班不能正常休息。有一段时间，小李常常感到头晕，怀疑自己得了高血压。于是他去看医生，经诊断小李头晕确实是因血压升高导致的。在医生的建议下，小李制订了睡眠计划并严格执行：每天晚上10点必须上床睡觉，第二天早上6点起床。一段时间后，小李的睡眠得到改善，血压趋于稳定，高血压得到成功逆转。

◉ 长期熬夜不利于控制血压

如果晚上睡眠不好，容易因为失眠引发焦虑进而造成血压升高，夜间血压升高对心、脑、肾等器官的损害非常大。因此，高血压患者一定要重视睡眠质量，平时应尽量避免熬夜，尤其是血压不稳定的患者，更应避免熬夜，以免引发心脑血管意外。

◉ 提高睡眠质量的良方

1. 睡前给身体降温：降低体温可以帮助我们的身体进入低能耗状态，有助于产生睡意，提醒我们该睡觉了。睡前可以洗个热水澡或用热水泡脚，不仅可以帮助身体较快降温，还可以通过促进血液循环来稳定血压。

2. 运动改善睡眠：白天进行适量运动会使我们的身体产生疲惫感，特别是太阳下山前的阳光下运动，能促进大脑松果体分泌褪黑素，能明显促进入睡和延长我们的深度睡眠。运动可以帮助我们加速人体新陈代谢，促进脂肪分解，排解压力、缓解紧张情绪，能够很好地改善睡眠，并控制血压的升高。

计划 *2* 学会腹式呼吸，控血压优于深呼吸

人体在腹式呼吸时，可以最大限度吸入氧气、排出二氧化碳。例如大声唱歌时用腹部吸气、发声，就是非常好的腹式呼吸练习，有助于高血压患者放松身心、消除压力。

◉ 警惕过度换气危害

人体在深呼吸时，增加了氧气的摄入，血液含氧量明显增加。但持续过度的深呼吸会使血液中的二氧化碳大量排出，此时机体会自我调节，引起血管大范围收缩，使大脑、心脏等重要器官的血流量大幅减少。而大脑缺氧刺激中枢神经，进一步使呼吸加深加快，形成不良循环。基于此，高血压患者过度换气易诱发心脑血管收缩，导致血压大幅升高。因此，高血压患者应该避免直接（如持续深呼吸锻炼）或间接（如高强度体力劳动、暴怒、大笑等）深呼吸行为，以免发生过度换气甚至导致碱中毒、诱发心脑血管意外。

◉ 什么是腹式呼吸

腹式呼吸是让横膈膜上下移动。吸气时横膈膜会下降，把脏器挤到下方，因此肚子会膨胀，而非胸部膨胀。吐气时横膈膜将会比平常上升，因而可以进行深度呼吸，吐出较多易停滞在肺底部的二氧化碳。

◉ 腹式呼吸更利于降压

腹式呼吸不仅有助于身心健康，而且可以通过降腹压而降血压，对高血压患者有好处。当人体腹式呼吸时，通过腹腔压力的改变，使胸廓容积增大，胸腔负压增高，上下腔静脉压力下降，血液回流加速，从而降低血压。

很多高血压患者在锻炼腹式呼吸之后，血压值开始下降。因为锻炼腹式呼吸，会促使副交感神经兴奋性增高，这样全身的血管就开始舒张，血管的弹性开始慢慢地恢复。有资料表明，锻炼腹式呼吸一段时间后，可以有效缓解高血压患者的血压升高状态。

高血压患者早上醒来时先不要急于起身，可在被窝中做腹式呼吸，这样起来时血压有所稳定，可以防止脑卒中的发生。晚上睡前做腹式呼吸，可缓解交感神经的紧张，比较容易入睡。

● 腹式呼吸的具体方法

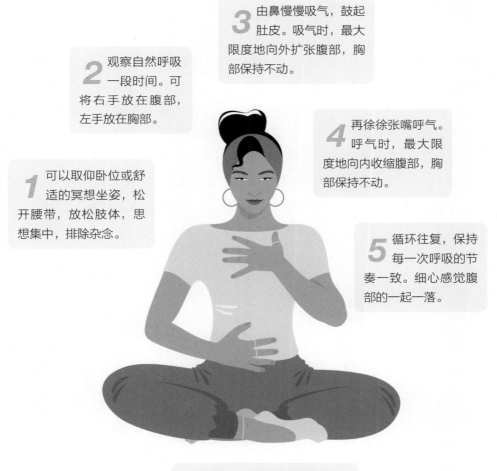

3 由鼻慢慢吸气，鼓起肚皮。吸气时，最大限度地向外扩张腹部，胸部保持不动。

2 观察自然呼吸一段时间。可将右手放在腹部，左手放在胸部。

4 再徐徐张嘴呼气。呼气时，最大限度地向内收缩腹部，胸部保持不动。

1 可以取仰卧位或舒适的冥想坐姿，松开腰带，放松肢体，思想集中，排除杂念。

5 循环往复，保持每一次呼吸的节奏一致。细心感觉腹部的一起一落。

6 经过一段时间的练习之后，就可以将手拿开，只用意识关注呼吸过程即可。

计划 3 自律训练法——通过自我催眠调控血压

自律训练法是一种自我催眠术。高血压患者可以通过这种心理疗法进行积极的自我良性暗示和自我催眠，调整身心功能和行为状态，从而影响心理和生理功能，起到辅助治疗高血压的作用。

◉ 自律训练法的效果

自律训练法不仅能治疗心理疾病，对身体疾病特别是高血压也有显著疗效。对于失眠多梦、头痛头晕、心情紧张、情绪激动的新发高血压患者，可以经常使用一些平静放松的语句进行自我暗示，坚持每天对自己说："我今天的血压比昨天控制得好，明天要比今天更好些，我的高血压一定会逆转的。"这样可以起到缓解紧张情绪、消除头痛、改善睡眠的作用。

另外，还可采用闭目养神、计数呼吸、听呼吸声、辨别吸气和呼气的气流温度差别来调整呼吸，再结合用意念放松全身各部位肌肉的方法来进行自我暗示和自我催眠。当新发高血压患者学会用自律训练法让心情自然平静下来，达到身心和谐的状态时，血压自然就降下来了。

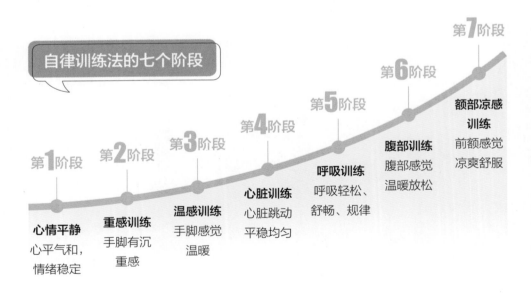

自律训练法的七个阶段

第1阶段
心情平静
心平气和，
情绪稳定

第2阶段
重感训练
手脚有沉
重感

第3阶段
温感训练
手脚感觉
温暖

第4阶段
心脏训练
心脏跳动
平稳均匀

第5阶段
呼吸训练
呼吸轻松、
舒畅、规律

第6阶段
腹部训练
腹部感觉
温暖放松

第7阶段
额部凉感
训练
前额感觉
凉爽舒服

● 训练时的注意事项

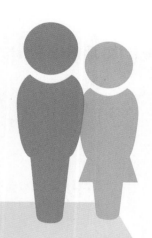

1

自律训练法的七个阶段并不是独立的，而是进阶式的，要按照次序进行训练。

2

尽量选择比较安静的场地。宜选择自己的房间、寂静的公园等安静并能使人平心静气的地方。

3

在练习之前，最好能够将眼镜、腰带、领带、手表、袜子等让人感到束缚发紧的东西松开或脱掉。

4

自律训练法一天可进行2~3次，一般早晨起床和晚上就寝前练习最有效果，最好固定练习时间。

5

在练习过程中，如果感到晕眩或有蚂蚁在身上爬动的感觉，请立即终止练习，过两三天之后再从头开始练习。

◉ 自律训练法的具体方法

阶段 1

进入第 1 阶段时，先选择安静的地方舒服地坐下或平躺，全身放松，然后试着清空思绪。眼睛可闭或半睁半闭，视线落在前方 1 米左右的地方。

阶段 2

第 1 阶段结束后，开始进入第 2 阶段。将思想集中在一只胳膊上，先在心里反复默念"我的胳膊很重……"，然后不停地寻找胳膊的沉重感。经过一段时间的练习后，可以在 40 秒内感觉到胳膊重重的。接下来将这种感觉向另一只胳膊和两腿扩展，最后把这种感觉由四肢扩展到全身。第 2 阶段就结束了。

阶段 3

第 2 阶段结束后，开始进入第 3 阶段。第 3 阶段姿势与第 2 阶段相同，开始暗示"胳膊重重的……胳膊热热的……"，开始也许热感只有几秒钟，慢慢地这种感觉越来越强烈持久。同第 2 阶段的顺序一样，再把它扩展到全身。如果在 40 秒内实现，第 3 阶段就结束了。

阶段 4

第 3 阶段结束后，开始进入第 4 阶段。调整好姿势后全身放松，把意识集中在心脏的搏动上，开始浮想心脏跳动的样子。接着默念"胳膊重重的……胳膊热热的……心脏跳动静静的……"。很快，这些感觉便会从你的胳膊到两腿，最后扩展到全身。这时，心脏的跳动和心情融为一体了，你会意识到呼吸变深了，次数减少了，心脏的跳动也舒缓了。第 4 阶段就结束了。

阶段 5

第 4 阶段结束后，开始进入第 5 阶段。让心情慢慢地平静下来，默念"胳膊重重的……胳膊热热的……心脏跳动静静的……呼吸轻轻松松的……"，进入状态后，似乎整个身体都在轻松愉快地呼吸。当这样的感觉较为持久后，第 5 阶段就结束了。

阶段 6

第 5 阶段结束后，开始进入第 6 阶段。闭眼默念"胳膊重重的……胳膊热热的……心脏跳动静静的……呼吸轻轻松松的……肚子暖暖的……"，如果腹部在 20～40 秒内能产生热感，第 6 阶段就结束了。

阶段 7

第 6 阶段结束后，开始进入第 7 阶段。首先静静地闭上眼睛，心情平静几分钟后就可以开始暗示"胳膊重重的……胳膊热热的……心脏跳动静静的……呼吸轻轻松松的……肚子暖暖的……额头凉凉的……"。当感觉到额头的凉意，心情为之爽朗，第 7 阶段就结束了。

计划 4 制订一项身心放松计划，让心灵休个假

想要挣脱紧张、焦虑的束缚，可以制订一项身心放松计划，让心灵休个假。下面有很多种放松身心的方法可供选择。选择最适合自己的方法实践起来。

方法 1 让笑成为习惯

笑，被誉为"生活的良方""灵魂的安慰剂"和"心灵的慢跑"。笑，是舒缓紧张情绪的最好方法。

开怀大笑作用于肺、心脏，可使大脑释放促进快乐的化学成分，使肌肉得到放松。即便是微笑，也足以赶走消极的想法和紧张的情绪。研究表明，当人在观看搞笑类综艺节目时，体内器官的血流量增加，血液循环得到改善。另外，让人捧腹大笑的喜剧电影会在 24 小时内对观看者起到扩张血管、提高脑供血量、降低血压的作用，堪称"天然降压药"。笑，可能不足以代替药物或手术治疗疾病，但它的确会产生非常积极的辅助治疗效果。

新发高血压患者可以买一本活泼幽默的台历，欣赏喜剧电影或戏剧，观看滑稽的小丑表演……让笑成为习惯！

方法 2 渐进式放松

你是否曾经过于紧张，以致无法令自己放松，尽管很努力地尝试，却忘了平日放松时的感受？渐进式放松就是针对这种时刻最好的方法。它分为 3 个步骤，是一个使肌肉先收紧再放松的过程。人们通过充分体会这两种状态下的不同感受，可重新感知自己的身体。

第一步：紧握拳头，感觉手部肌肉的紧张，保持这一动作几秒钟。

第二步：松开拳头，注意体会紧张感的消失，以及感受自己的手比刚才轻了，前臂也可能比刚才轻了。

第三步：比较收紧和放松时的不同感受：握拳时，是否手在抖动；而松开拳头时，手是否感到发热。

方法3 照顾宠物带来快乐

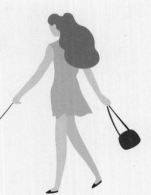

宠物欢叫、跳跃、舞蹈、快乐地摇着尾巴……谁能够抵抗这种魅力？在某种程度上，宠物给予人们精神寄托。假使自己不能养宠物，也可以帮助那些需要照顾宠物的人或者定期参观动物园、逛逛宠物商店。

照顾植物也能获得同样的益处。

方法4 放飞想象

借助想象的翅膀，任由思绪飞到一个愉快、安全的地方，机体也因此得到了放松。

高血压患者可以舒服地坐下或躺下，构思一幅平静、安宁的美景，如高山流水，感受温暖和放松。

注意力不集中会影响做事效果。当走神时，想一些自己喜欢的场景，如天空中的焰火、孩子的脸庞等，可帮助集中精神。

方法5 冥想，让身心慢下来

无论人们是否意识到，心声会直接影响人与身外世界的交流。如果认可"望梅止渴"的原理，那就知道"冥想"是如何发挥作用了。就像瑜伽课程最后的放松一样，通过积极的心理暗示可使身体得到放松。

计划 5 亲近大自然，听鸟语、闻花香、享受日光浴

大自然的神奇风光可以娱悦人的身心，与大自然的互动还能改善气愤、压抑、紧张、焦虑等不良情绪。高血压患者可以根据自己的病情、身体状况及天气情况来选择适合的运动方式，更多地接触大自然，接受阳光的洗礼，积极参加户外活动，有助于缓解高血压病情。

◉ 户外散步，心情更阳光

研究显示，在绿色的户外环境中散步的人，积极情绪比在室内散步的人调动得更多，尤其是气愤、压抑和紧张的情绪会大大改善。在绿色的户外环境中散步后，92%的参与者感觉到不那么抑郁了；86%的人感觉到紧张有所缓解；80%的人感觉到不那么疲倦了；79%的人感觉到困惑感有所缓解；56%的人感觉到更有活力了。高血压患者可以常去附近城市公园或郊野森林进行户外活动，特别是情绪波动较大时，可进行快走、慢跑等户外运动，在虫鸣鸟叫中，还可赏花景、闻花香，尽情地在森林、草地和湖泊边亲近绿色的大自然，不仅可以丰富生活、调节心情，身心压力也可以得到最大释放，对稳定血压十分有益。

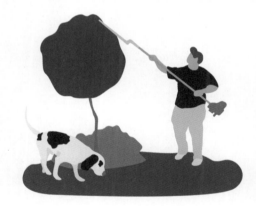

◉ 水边垂钓，静心享受日光浴

垂钓可以怡养性情、给人带来欢快之感，所以过去许多文人雅士把"烟波垂钓"视为风雅活动。研究证实，适当地在户外享受日光浴能够促进体内新陈代谢，使人忘记烦恼、忧愁，不仅能使身体感到舒适，还能增进食欲、促进睡眠。垂钓的地方通常群山环抱或树木繁密，日光照射充足，是天然的户外日光浴场所，垂钓时伴着清新的湖光山色，心情也自然舒爽、宁静了，正所谓"湖边一站病邪除，养心养性胜药补"。高血压患者可以选择垂钓活动来亲近大自然，尽情享受垂钓中的"慢生活"，感受日光浴带来的好心情，不仅能让人产生更积极、稳定的情绪，还能帮助稳定血压。

计划 6 音乐、绘画、书法，培养兴趣爱好改变坏情绪

音乐、绘画、书法能够移情易性，给人带来不同的心灵体验。高血压患者可以根据自己的身体条件，培养一种兴趣爱好，以放松紧张的神经、调节坏情绪，心情若平静了，血压自然会下降。

◉ 常听舒缓音乐以降压

研究发现，欢快的旋律可以加强肌肉张力，振奋精神；柔和的音调和徐缓的节奏可以平稳呼吸，镇静安神；优美的音色可以降低神经张力，令人轻松愉快。紧张、痛苦、焦虑、抑郁等不良情绪会导致血压升高，而舒缓、悠扬、轻快的音乐可使患者的紧张心情得以放松，恢复平静，起到缓解自觉症状、镇静降压的作用。因此，高血压患者可以经常欣赏节奏舒缓、高雅悠扬、旋律清逸、风格隽秀的民族音乐、古典音乐和轻音乐等。

◉ 高血压音乐疗法的注意事项

选曲因人而异	高血压患者的情绪和心态各有差异，因此，在音乐的选择上，应根据患者的具体情况而定。选曲要根据患者的欣赏水平、文化程度以及患者当时的心情而选，不宜长时间单用一曲，以免生厌。尽量选择患者自己熟悉和喜爱的音乐。

通常来说，消除疲劳可选《假日的海滩》《锦上添花》；振奋精神可选《狂欢》《拉德茨基进行曲》《步步高》；增进食欲可选《花好月圆》《欢乐舞曲》《餐桌音乐》；舒心可选《江南好》《春风得意》《军港之夜》；解郁可选《喜洋洋》《春天来了》；镇静安神可选《塞上曲》《春江花月夜》《仙女牧羊》等。	选曲因症而异

施治环境要讲究	采用音乐疗法治疗躯体疾病或心理疾病，施治环境应清雅静谧、舒适美观、光线柔和、空气新鲜。必要时可置花卉盆景，以使人精神愉快，促使渐入"乐境"。

◉ 和书画诉衷肠，稳定血压

不管是欣赏风光旖旎的秀丽山水，还是精心描绘鸟语花香、姹紫嫣红的美丽春天，心情始终非常愉悦，这样会使大脑受到良性刺激，促进心脑血管系统有序循环，所以书画家的身体在创作时总是处于良好平衡的状态。这就是许多画家和书画爱好者长寿的原因。

◉ 书画的养生功效

书画的养生功效可以分为看不见的"静功"和看得见的"动功"两方面，是动静结合的养生之道。

练习书画要求全身心地投入，排除杂念，平稳呼吸，意守丹田，将自身的感受通过柔软的毛笔呈现在纸上，这本身就是一种"气功"。

练习书画时注意力高度集中，甚至可以达到忘我的境界，心情和思想都融入文字、图画的意境当中，对眼前或身边发生的不愉快事情视而不见、听而不闻，从而进入既轻松又舒适的状态，没有了妄念和烦恼，精神获得享受，因而有益身心健康。

◉ 手挥笔管，可促进全身气血流通

根据中医经络学说，手挥笔管，可促进全身气血流通。我们常用的五指执笔法可把字写得刚劲有力，而且通过手指活动能调和气血，活络关节。同时，写字作画具有不可忽视的心理保健作用。

"喜即气和而字舒，怒则气粗而字险，哀即气郁而字敛，乐则气平而字丽。"不同的心理状态会使人受到不同的影响与暗示，写出的字、画出的画也各不相同。

此外，高血压患者适合练写篆书，篆书严正安稳、行笔缓慢，尤其适合于焦虑、紧张和躁动者练习，有利于调节心理。

高血压患者的情绪会受到降压药的影响吗？

（1）经常服用复方利血平片的高血压患者，需留心观察自己是否出现情绪低落、失眠等抑郁症状。因为长期服用复方利血平片的部分患者可能出现药源性抑郁症。

（2）药源性抑郁症，多在服用降压药数年之后出现。用药量越大，越容易发生抑郁；药量减少后，病情虽可缓解，但再次用药又可诱发抑郁。

（3）含有利血平的复方制剂还有安达血平片、降压静片、脉舒静片、复方降压平片等。其他降压药，如胍乙啶、普拉洛尔、肼屈嗪、美卡拉明、普萘洛尔、甲基多巴等也可能诱发抑郁症。

（4）有悲观性格或精神抑郁的高血压患者，不适宜服用含利血平的复方降压片、胍乙啶等降压药。

高血压患者使用心理疗法还需要吃药吗？

心理治疗对高血压的控制有着十分重要的作用。一般来说，轻度血压升高的新发高血压患者无须服用降血压药，心理治疗配合运动疗法和均衡膳食就可达到降压目的，实现高血压逆转。治疗措施主要针对造成紧张、压抑等的不良心理因素。高血压患者一方面要加强自身修养，提高心理素质；另一方面要注意改善人际关系，养成良好的工作、生活、作息习惯。

对于中度以上的高血压患者，除了采用以上的心理治疗措施外，还需要在医生指导下适当服用降压药。部分新发高血压患者待血压完全恢复正常，可尝试减药量和逐步停药观察。

为什么心态平稳是高血压患者非药物治疗最关键的一项？

对高血压患者来说，保持良好的心境几乎可以抵抗其他所有的内外不利因素。神经免疫学研究指出，良好的心境使机体免疫功能处于最佳状态，对抵抗疾病至关重要，可以帮助有效逆转新发高血压。

第六章

科学用药，
逆转新发高血压
少走弯路

是否用药？关键还要看这些

典型案例

一位中年男性因为近期血压升高就诊。患者以往也有类似情况：一段时间血压上升，过些时候血压又正常了。多方诊治，没有找到原因。经问诊发现，患者每次血压升高期间，他的工作量都有大幅度增加。同时发现患者平时缺少运动，脂肪和盐摄入过多。医生根据患者病情，处方降压药，解决现阶段血压升高问题；明确患者血压升高和工作压力有相关性，需进行心理疏导；指导患者采取健康的生活方式，从源头控制血压。

◉ 确诊高血压就一定要用药吗

一旦发现血压升高，经医生诊查后，被明确诊断为原发性高血压，首先需要注重日常监测，记录血压和心率，是否服药遵从医嘱，并进行系统治疗，定期到医院复查；若被明确诊断为继发性高血压，积极与医生配合治疗原发疾病。如果血压只是一过性升高，与医生共同寻找引起此次血压升高的原因，日后尽力避免类似情况发生。

◉ 原发性高血压的非药物治疗

原发性高血压患者从明确高血压诊断开始，应立即采取非药物治疗，包括提倡健康生活方式，消除不利于心理和身体健康的行为和习惯等。

◉ 依据高血压分级判断是否服药

高血压分为三级，即1级高血压（收缩压140~159mmHg，和/或舒张压90~99mmHg）、2级高血压（收缩压160~179mmHg，和/或舒张压100~109mmHg）、3级高血压（收缩压≥180mmHg，和/或舒张压≥110mmHg）。其中，有一些1级高血压患者能够通过改变生活方式，即合理安排饮食、适量运动、控制好体重（肥胖者）、不吸烟、不饮酒等方式将血压控制在低于 140/90mmHg 的水平，可暂时不服用降压药。如果是新发高血压患者，坚持运动为主导的生活方式干预，大概率可逆转高血压。采取生活方式干预的新发高血压患者应该坚持经常测量血压，控制效果不理想时要及时就医，听取医生建议再服药。

● 服药需遵医嘱，切忌自行用药

不少患者发现自己血压升高以后，不去医院进行相关诊查就自作主张到药店随意买降压药吃；也有一些患者在医生建议下服药，但看到血压降下来了，便自行停药。这些做法都是不可取的。高血压患者千万不能自己任意用药、加量用药或自行停药，需要由医生判断并制订能够有效地降低血压同时减少不良反应的方案。所以是否服药、停药要遵医嘱。能否停药，取决于停药后能否维持正常血压。

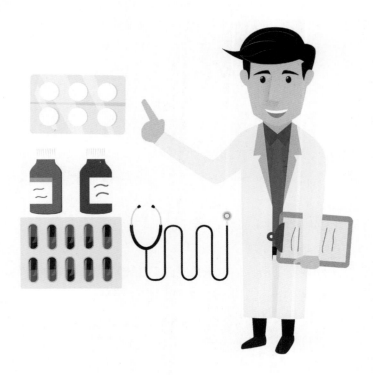

逆转认知 *31* 吃了降压药就不能停吗

目前为止，世界上还没有可以根治高血压的药物，虽然药物能够使血压水平降至正常范围，但并不意味着高血压治好了。一旦停服降压药，加上不重视生活方式干预，高血压又会时刻危及健康。所以，吃了降压药，要不要停药，需要根据患者自身的血压情况，详询医生。有些患者看到血压下降了，就自作主张停药，这样做很危险。新发高血压患者，全身动脉还没有因为高血压发生硬化性改变，此时如果能及时消除导致高血压发生的超重肥胖、过量饮酒、高盐饮食等因素，并采取强化运动等降压干预措施，可以使高血压得到逆转，可能不需要终身服药。

典型案例

有一位中年高血压患者，对自己的血压不在意，认为自己还年轻、身体扛得住，不需要每天吃药，医生多次劝他坚持吃药，他仍然不以为然，经常不按时吃药，结果发生了脑卒中，肢体行动不便，从此开始了漫长的治疗。如果高血压患者能够坚持吃药，把血压控制好，可以大幅减少心肌梗死、脑卒中、心力衰竭的发病率。

● 别让血压忽高忽低

有些患者根据血压波动服药，今天血压高了，就吃降压药，明天血压正常了就停药，反反复复，导致血压忽高忽低，这种情况非常危险，极易发生心脑血管意外。

接受药物治疗的高血压患者，即便血压常年维持在正常水平，这种"正常"也是相对的，是以生活方式的改善和降压药的使用为基础的。如果停止服药，血压极有可能恢复到治疗前的水平，甚至更高。

因此，需要服药的高血压患者应遵循"按时服药、平稳降压、定期复查"的原则，切勿擅自停药。如果患者的血压已经长期稳定或者在夏季血压水平有所偏低，可以咨询医生，在医生的指导下，在保证血压相对稳定的前提下，循序渐进地调整用药方案。

逆转认知 32 这些情况下不需要服用降压药

一旦发现血压升高，我们应该做如下事情：到医院明确诊断，在医生的指导下，选择合适的治疗方案，切不可自行服药。

以下几种类型的高血压患者可以在医生指导下根据自身情况暂不服药。

1 血压处于正常高值

血压处于正常高值时，倘若处理不当，血压会继续升高。血压处于正常高值的人应该密切注意血压变化，并积极寻找血压升高的原因，如超重肥胖、情绪紧张、劳累、吸烟、自主神经功能紊乱等。如果去除病因后，能够将血压控制在正常水平，可听取医生建议暂时不服用降压药。

2 轻度新发高血压

针对轻度新发高血压患者的治疗，首选非药物疗法，也就是改善生活方式：进行有规律的有氧代谢运动、有针对性地减轻体重、坚持低盐低脂饮食、不酗酒、少喝含糖饮料、远离烟草、睡眠充足、保持乐观的生活态度。坚持3~6个月，如果降压效果不明显，就需要药物治疗。但是请记住，即使进行药物治疗，上述健康生活方式也必须坚持。

3 缓进型高血压

缓进型高血压的病程多为几十年，起病隐匿，病情进展缓慢。发病早期通常是在精神紧张、情绪激动、劳累等情况下出现轻度或一过性的血压升高，去除原因或休息后，血压能够恢复正常；随着病情的发展，血压才逐步升高并趋向于持续性。60%以上的患者没有明显的自觉症状；另外一些患者可能出现头痛、头晕、后颈部发硬、耳鸣、眼花、健忘、注意力不集中、疲乏、烦躁、失眠、心悸、四肢麻木、鼻衄、月经过多（女性）、眼结膜下出血等症状；随着病情的进一步发展，血压持续升高，就可能对心、脑、肾、眼等器官造成损害。对于缓进型高血压患者的治疗，发病前期需注意心理调节，避免过于劳累，建立健康的生活方式，若经休息后血压未能恢复正常，则需要谨遵医嘱，采取健康生活方式的同时，该服药时积极服药，配合治疗。

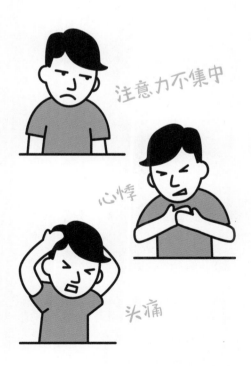

注意力不集中

心悸

头痛

逆转认知 **33** 降压药在于个性化和精准

● 高血压的危险分层

其他危险因素和病史	1 级高血压	2 级高血压	3 级高血压
无其他危险因素	低危	中危	高危
1~2 个危险因素	中危	中危	很高危
≥3 个危险因素，靶器官损害或有糖尿病	高危	高危	很高危
有并发症（脑血管、心脏、肾脏、外周血管及视网膜疾病）	很高危	很高危	很高危

● 心血管疾病的"八大危险因素"

收缩压和舒张压水平（1~3 级） **1**

男性 >55 岁，女性 >65 岁 **2**

吸烟 **3**

高胆固醇血症 **4**

腹型肥胖或肥胖 **5**

早发心血管疾病家族史 **6**

糖耐量受损和 / 或空腹血糖异常 **7**

高同型半胱氨酸血症（>15 微摩 / 升） **8**

一位高血压患者，其血压水平为 180/90mmHg，依据分级，属于 3 级高血压；则其危险分层至少为高危。

高危和很高危患者： 需立即开始对高血压及并存的危险因素和临床情况进行药物治疗。

中危和低危患者： 医生会先观察患者的血压及其他危险因素一段时间，评估非药物干预效果，并进一步了解情况，然后决定是否开始用药。

高血压的发病因素复杂，药物治疗时应因人而异。

注：肥胖指 BMI ≥28 千克 / 米^2；腹型肥胖指男性
　　腰围≥90 厘米，女性腰围≥85 厘米。

逆转认知 **34** 贵药、新药就一定是好药吗

● 不同价格的药物具有相似疗效

近似功效的药物不止一种，不同的方案可以达到相似的效果。一味强调药物的价格高低不科学。举个最简单的例子，进口药贵，可以换成同类的国产药。降压治疗的首要原则是安全、有效、可持续。一旦对高血压放任自流，最终心脑血管事件的发生概率是很高的。当患者的经济实力不足以承担某种药物的价格时，一定要立即向医生指出。医生会根据患者的病情和经济条件选择既可以有效降压又能长期坚持的治疗方案，使患者终身受益，才是明智之举。

● 新药不一定是最好的

新药的研发有时是某类老产品的更新换代，有时是针对某一临床领域所做的突破，有时只是各医药企业间竞争的产物。只有经过大规模临床研究（循证医学）证实降压效果好、不良反应少的药才是好药。即便如此，医生也需要在长期临床应用中摸索各种药物的特性，为每位患者量体裁衣，制订个体化用药方案。总体来说，新药虽具有一定的创新性优势，但还缺乏时间的考验，盲目追求新药不可取。

专家连线

如何看待对贵药、新药的追求

面对"看病贵"的问题，为了贫困患者同样得到必要的治疗（以尊重生命和维护患者的生命权为基点），医生可处方便宜且疗效显著的降压药，比如国产复方降压片、卡托普利、氢氯噻嗪、阿替洛尔等。

高血压的控制不是单纯对新药的追求。新药研发意味着医疗领域的进步，可是对患者而言，选择合适的药物一定要遵循三原则：安全性、有效性和可及性。适合的是最好的。

逆转认知 35 吃一种降压药，还是同时选用几种降压药

高血压药物治疗的主要原则是降压的同时保护靶器官，即应该选择降压效果好且安全系数高的降压药。

◉ 根据血压高低程度选用药物

治疗高血压的药物主要有利尿剂、β受体阻滞剂、钙通道阻滞剂、血管紧张素转化酶抑制剂（ACEI）及血管紧张素Ⅱ受体拮抗剂（ARBs）五大类。还要再配合非药物治疗，如改善生活方式及习惯有助于控制血压。

抗高血压药物长期单独使用后并不会产生耐药性，但会出现"药效下降"现象，实际上是随着患高血压年限的延长，高血压病情加重的现象，原来使用的药物控制不住血压，加大剂量又易引起不良反应而难以继续应用，所以临床实践常采用不同作用机制药物的联合应用，以增强疗效及减少不良反应的发生。联合治疗的原则是降压作用机制不同，不良反应相互抵消，尽可能联合与个体高血压发病机制相关的降压药。如合并超重、肥胖，合并糖尿病、血脂异常的高血压患者，往往伴有代谢异常，联合普利类或沙坦类药物比较有利。

有人认为，药物伤肝肾，用食物降压可以不吃药，对吗？

血压高才是伤肝肾的元凶，对肾的伤害尤其厉害。长期高血压可引起肾动脉硬化，导致高血压肾病，严重者会引发尿毒症。所以服用降压药是为了保护肾脏，减少并发症，把高血压的危害降到最低。不少食物虽然含有调节血压的物质，但只能作为辅助手段，并不能取代降压药的作用。

逆转认知 **36** 高血压患者都需要服用阿司匹林吗

阿司匹林，这种以前只用于退烧的药，现在可神气了，研究证实，它通过抗血小板聚集作用对预防心脑血管疾病很有效。大量临床试验一致证明，阿司匹林的抗血小板聚集作用对于脑卒中和心肌梗死有预防作用。

● 阿司匹林的合理剂量

同时患有心脑血管疾病或存在心脑血管疾病高危因素的高血压患者，本身发生心脑血管事件的可能性大，因此服用小剂量阿司匹林的意义就更大。除急性心肌梗死早期需用一次300毫克剂量之外，用于心肌梗死或脑卒中1级和2级预防的阿司匹林剂量为75～150毫克/日，常用100毫克/日的片剂。剂量小于75毫克/日，效果不确切；大于150毫克/日则不必要，因为有可能增加不良反应。但阿司匹林要在血压得到控制后再服用，否则可增加脑出血的危险。为此，权衡阿司匹林出血等不良反应，一般高血压患者不宜联合阿司匹林治疗。

● 阿司匹林需用药多久

作为心肌梗死或脑卒中1级或2级预防药物，只要患者可良好耐受，未发生严重不良反应，应长期坚持用药。

小剂量服用阿司匹林的好处

存在心血管疾病高危因素的高血压患者在采取措施控制血压后，可服用小剂量阿司匹林。研究表明，同时服用小剂量阿司匹林的高血压患者与仅单纯服用降压药者相比，心脑血管疾病发生的风险要小，但服用小剂量阿司匹林的条件是血压得到了有效控制。

● 每天什么时候服用阿司匹林

一天当中什么时间服用阿司匹林都可以。如果应用的是普通阿司匹林片，建议饭后服用，以减少胃部不良反应；如果应用的是肠溶片，则应在餐前1小时，即空腹状态下服用。

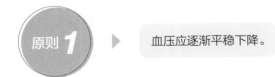逆转认知 **37** 服用降压药有哪些注意事项不能忽略

● 高血压药物治疗的 6 大原则

原则 1 ▶ 血压应逐渐平稳下降。

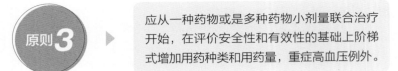**原则 2** ▶ 治疗应因人而异，按照病情的严重程度以及其他病情表现区别对待，个性化用药。

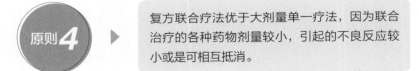**原则 3** ▶ 应从一种药物或是多种药物小剂量联合治疗开始，在评价安全性和有效性的基础上阶梯式增加用药种类和用药量，重症高血压例外。

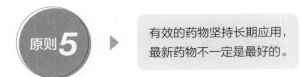**原则 4** ▶ 复方联合疗法优于大剂量单一疗法，因为联合治疗的各种药物剂量较小，引起的不良反应较小或是可相互抵消。

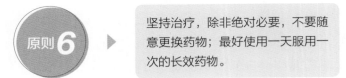**原则 5** ▶ 有效的药物坚持长期应用，最新药物不一定是最好的。

原则 6 ▶ 坚持治疗，除非绝对必要，不要随意更换药物；最好使用一天服用一次的长效药物。

典型案例

有一位患者，体检测得血压、血脂、血糖3个指标均超标，单凭目测就可以确定腹型肥胖。然而，他拒绝用药。他说："依目前的状况只能吃药，这些药吃上就停不了，是药三分毒，西药的不良反应太多，说明书上关于不良反应的说明永远都是密密麻麻的一大堆文字，我是治病还是找病呢？"于是，他买了很多保健品，却在2年后由于脑出血住院。

这样的病例在临床中很常见。不少患者在住院期间医生为其制订好了药物治疗方案，出院后数月就不执行了，直至有一天病情加重无法控制又重新回到医院。不少人对于西药还有着根深蒂固的误解和偏见。

● 重新审视药物不良反应的问题

处方药说明书中的不良反应是新药上市前按照所在国相关法律规定，通过严格的临床试验程序总结出来的，而服药后出现不良反应有一个概率问题，说明书上标注的不良反应只是可能出现，多数不良反应出现的概率非常低。对于用药个体，观察服药后的表现即可，不必担心害怕。高血压药总体非常安全，出现不良反应是小概率事件。如果出现不良反应，找医生换药或是加用抵消不良反应的药即可。

● 不良反应出现概率低

通常不良反应出现的概率极低，有些不良反应是可以耐受的。比如卡托普利等ACEI抑制剂，最常见的不良反应是干咳。然而，并非每位患者服药后都会出现干咳；如果出现了干咳的不良反应，改用作用类似的沙坦类降压药即可。需要注意的是：新服用某种降压药后，患者要特别观察自己是否出现了某些不良反应。

一旦出现不良反应，应及时与医生沟通，查找用药以外的干扰因素，寻找合理解决办法。以降压药不良反应之一的头晕为例，睡眠不足、饥饿、感冒、发热或者降压过低等原因都可能引起头晕。

怎样用药？
根据不同情况做出不同选择

哪些降压药可以作为首选药

为了方便记忆，临床医生把目前常用的降压药总结为 A、B、C、D 四个系列：A——ACEI/ARBs（血管紧张素转化酶抑制剂／血管紧张素 Ⅱ 受体拮抗剂），B——β 受体阻滞剂，C——CCB（钙通道阻滞剂），D——Diuretics（利尿剂）。

药物类别	适应证	禁忌证	慎用
ACEI/ARBs（普利类／沙坦类）	心力衰竭 左心室肥大 心肌梗死后 糖尿病伴微量蛋白尿	孕期 双侧肾动脉狭窄	过敏体质者
β 受体阻滞剂	心绞痛 心肌梗死后 快速性心律失常 孕期	哮喘 慢性阻塞性肺疾病 心脏传导阻滞	血脂异常 胰岛素依赖型糖尿病
钙通道阻滞剂	心绞痛 外周血管疾病 老年高血压 收缩期高血压		
利尿剂	心力衰竭 老年高血压 收缩期高血压	痛风	糖尿病 血脂异常

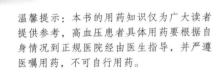

温馨提示：本书的用药知识仅为广大读者提供参考，高血压患者具体用药要根据自身情况到正规医院经由医生指导，并严遵医嘱用药，不可自行用药。

无症状的高血压患者需要服药吗

高血压患者在很多情况下是没有自觉症状的，所以高血压被称为"无声的杀手"。"伤害在不知不觉中形成和蔓延"正是高血压的可怕之处。随着高血压病情的进展，症状可能依旧不会出现，有人在突发脑血管意外时才发现罪魁祸首原来是高血压。所以，无症状的高血压患者不能因为没有症状而不以为然，同样需要经过医生的明确诊断，再根据病情的具体情况由医生决定是否服药。

降压药吃久了会产生耐药性吗

有的患者服用某一种降压药数年之后，发现血压再次升高，不受控制了，便认为自己对降压药产生了"耐药性"。其实这并非耐药，而是随着年龄的增加，高血压病程自然进展的表现。也可能是这一时期患者情绪波动、工作压力大、睡眠不足、夜间血压没有得到有效控制、生活方式不健康等原因造成的。

服药后血压不降怎么办

有些患者降压心切，希望药到病除，服用降压药后，立刻量血压，血压未马上降至正常范围，便认为药物无效，要求换药或另找医生、医院，这种做法是不可取的。

医生在开降压药时一般从小剂量开始。尤其目前提倡使用每日一次的长效降压药，这种药物服药5~7天才开始出现明显降压效果，达到最佳降压效果所需要的时间更长，比如普利类、沙坦类的药物发挥稳定药效需要3~4周，长效钙通道阻滞剂如氨氯地平等也需要4~6周才能达到稳定的血药浓度，发挥稳定的降压疗效。所以，如果服用上述降压药1~2天血压没有达到理想水平，不能判定药物无效。降压治疗，原则上通过1~2周控制血压，这也符合平稳降压的治疗理念。

睡前服药安全吗

服降压药的最终目的是使血压全天 24 小时维持在正常范围内，并尽可能减小血压的波动幅度。对于药物服用方法（包括服药时间），高血压患者应在医生处方时一并确定。

一般来说，人在睡眠后，全身神经、肌肉、血管和心脏都处于放松状态，血压比白天有所下降。约半数患者日间血压明显高于夜间血压水平，呈现生理性杓型血压波动类型，此类患者适宜在早晨服用降压药。但是，晨峰高血压和反杓型血压（夜间血压高于日间血压）患者必须睡前服药以控制夜间高血压，降低"血压晨峰"，只有这样才能尽可能预防清晨心脑血管不良事件的发生。

杓型血压
（夜间血压适度降低）

一般把夜间平均血压比日间平均血压下降 10%～20% 的血压昼夜节律称为杓型波动。杓型波动类型比较有益于动脉健康，是一种生理波动类型。

低杓型血压
（夜间血压下降不明显）

夜间平均血压下降不足 10%，多见于口味重和肥胖的高血压患者、伴有靶器官严重受损的患者、睡眠呼吸暂停综合征患者以及严重失眠者。此类患者患左心室肥厚和心脑血管疾病的风险明显增加。

反杓型血压
（夜间血压高）

指夜间平均血压不下降，反而超过日间平均血压水平，可见于严重自主神经功能障碍者，更多见于晨服降压药，而夜间血压下降不足的高血压患者，其药效不能维持 24 小时，不能有效控制夜间血压，也就是夜间血压下降不足。此类患者应在睡前加服降压药。

不少高血压患者的晨间血压是 24 小时中的峰值。心肌梗死、猝死、蛛网膜下腔出血、颅内出血和脑梗死等疾病也是在清晨发生率最高。为了防止晨间高血压及心脑血管事件的发生，建议夜间血压升高的患者，特别是晨峰高血压患者在睡前服用降压药，这样既能控制夜间血压，又能保护心、脑、肾等重要器官。

怎样联合用药更适合高血压患者

1 利尿剂与其他降压药联合应用，可增强降压效果，减轻不良反应。如利尿剂与血管紧张素转化酶抑制剂合用，可明显增强降压作用，还可减轻由利尿剂引起的低血钾。

2 长效钙通道阻滞剂与血管紧张素转化酶抑制剂或血管紧张素Ⅱ受体拮抗剂合用，可通过不同的作用环节增强降压作用。

3 钙通道阻滞剂与β受体阻滞剂合用，可以减少或消除钙通道阻滞剂引起的反射性心率加快的不良反应。

同一种降压药如何使用

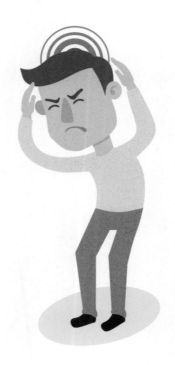

高血压患者的血压波动情况不是一成不变的。有的患者表现为日间血压增高，而有的患者则表现为夜间血压增高。所以，不同的高血压患者即使服用的是同一种降压药，也要参考自身血压的节律变化，按照医生建议的服药时间服用降压药，不可自行改变。

夜间或凌晨血压增高的患者可于临睡前1小时服药。而夜间平均血压比日间平均血压低的患者适合在早晨服药。

掌握高血压患者个性化用药方案

导致高血压的原因多种多样，高血压引起的靶器官损害也存在明显的个体差异，因此，降压药的选用应因人而异。尤其是新发高血压患者或新发现的高血压患者，在血压不是太高时应先不急于立即使用药物，而是进行一次 24 小时动态血压监测，以明确高血压诊断及个体血压波动特征，给医生药物选择及服药时间建议提供重要参考。对于降压药的选择，可以根据患者的年龄、有无并发症等进行综合考量。

1 对较为年轻的正常或高肾素患者，β 受体阻滞剂和血管紧张素转化酶抑制剂效果比较好，而对老年人和肾素低者，利尿剂或钙通道阻滞剂可作为首选药。

3 血脂异常者，可选普利类 / 沙坦类、地平类，避免首选利尿剂和 β 受体阻滞剂。

4 蛋白尿患者，选普利类 / 沙坦类降压优于其他降压药，可联合钙通道阻滞剂或小剂量利尿剂。

2 ①合并心脏病的高血压患者，应接受 β 受体阻滞剂和普利类 / 沙坦类治疗。
②左心室肥大患者，首选普利类 / 沙坦类，可联合钙通道阻滞剂或利尿剂。
③稳定型心绞痛患者，选 β 受体阻滞剂、长效钙通道阻滞剂或血管紧张素转化酶抑制剂降压优于其他降压药。
④心力衰竭患者，选利尿剂、普利类 / 沙坦类或 β 受体阻滞剂降压优于其他降压药。

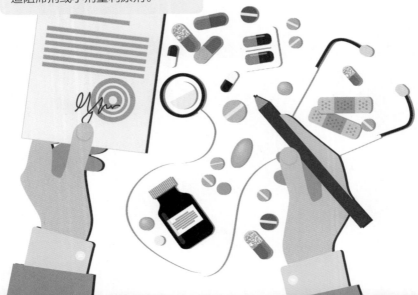

血压骤升时如何用药

以往，紧急降压一般都是静脉注射硫酸镁或利血平，但这种方法不适合家庭使用，而且效果也并不是十分理想。有许多快速型降压药（如硝苯地平、卡托普利、尼群地平等）起效快、作用强，服用方便，只需舌下含服便能起到快速降压效果。例如，舌下含服 10 毫克硝苯地平，在 2 小时内收缩压可下降40mmHg，舒张压可下降 15mmHg。因此，如果发现高血压患者的血压突然升高，可选用这些药物应急，待消除引起血压突然升高的原因，血压恢复到原来的水平时，再按原有治疗方案用药。不过舌下含服硝苯地平有诱发心肌梗死的潜在风险，这点需要引起注意，需提前取得医生的指导。舌下含服速效降压药时，一定要采取平卧位，减少血压快速下降引起的不适和意外发生。

降压药不宜与哪些常用药合用

研究发现，以下常用药与降压药合用，会影响降压效果。

1 消炎止痛药（布洛芬、吲哚美辛、双氯芬酸等）与血管紧张素转化酶抑制剂（卡托普利、贝那普利等）、利尿剂（吲达帕胺等）合用时会降低降压效果。

2 服用抗结核药物利福平时，会影响钙通道阻滞剂的降压效果。

3 患有抑郁症者服用三环类抗抑郁药多塞平，会抑制利血平、可乐定的降压效果。

4 抗心律失常药物，如奎尼丁、美西律等会减慢心率，而 β 受体阻滞剂美托洛尔和非二氢吡啶类钙通道阻滞剂地尔硫卓等也会对心脏传导有抑制作用，故不宜合用。

5 患有帕金森综合征者治疗时需要服用左旋多巴，如与利血平和含有利血平的复方降压片合用，会影响降压效果。

中药的降压效果优于西药吗?

中药在降血压方面也能发挥很好的作用,特别是有改善微循环作用的降压中药,对有症状的高血压患者效果良好。但中药在长效作用机制方面还没有很好的解决方案,往往需要一天多次用药,不是很便利。更多临床应用是中西结合,让中药起到辅助调理的作用。有的降压药听药名似乎是"纯中药"制剂,其实很多都含有西药降压成分。如市面上销售的珍菊降压片、复方罗布麻片等药,主要成分是可乐定、氢氯噻嗪、胍乙啶等西药成分,其中的中药成分只是用来对消部分西药的不良反应,不是靠中药成分来降血压。患者很容易认为是用"中药"来降压,但实际上能够起到降压作用的还是药片中的西药成分。所以,不能只吃中药,否则不能有效、平稳地控制血压。

如何预防避孕药所导致的高血压?

(1)服用避孕药前要测血压、量体重,检查乳房、肝、肾以及盆腔等。
(2)服用避孕药后要定期测量血压。第一年每1~3个月测量1次血压,以后每半年测量1次血压。一旦发现服用避孕药引起血压升高,应停服避孕药,改用其他避孕方法。

吃降压药的同时也要吃降脂药吗?

高血压患者除了积极控制血压,也应该关注血脂水平。血脂高于正常水平的高血压患者应该在服用降压药的同时服用降脂药。同时服用降压药和降脂药可有效降低患心脑血管疾病的风险:血压降低10%,总胆固醇降低10%,患心脑血管疾病的风险降低45%。

哪些非处方药容易导致血压升高?

(1)慎用吲哚美辛:使用吲哚美辛后,体内的前列腺素合成受到抑制,含量降低,导致血管收缩,血压升高。

(2)慎选感冒药:含盐酸伪麻黄碱的感冒药,如康利诺、酚麻美敏混悬液等,服用后会出现血压升高、心跳加快等不良反应。

(3)慎用萘甲唑啉:高血压患者不可滥用萘甲唑啉,因为萘甲唑啉含有的麻黄碱可导致血压升高。

(4)慎用甘草片:甘草片所含的甘草流浸膏与降压药合用可能会使血压升高。

(5)慎用镇痛药:含有对乙酰氨基酚的镇痛药,如对乙酰氨基酚、对乙酰氨基酚缓释片等,有升高血压的风险。

高血压患者看病当天需要停服降压药吗?

有些已经规范服用降压药的高血压患者,去医院看病或体检的当天会故意不服用降压药,误以为这样可以让医生更了解自己的病情,利于医生开处方。其实这种想法和做法是完全错误的。

对于确诊后进入服药期的高血压患者,医生所关心的病情内容已不再是未服药前的血压高低,而是目前服用的降压药的种类和剂量是否能将血压控制住,是否应该调整用药和怎样调整用药。临时停药就诊,医生无从判断处方的治疗效果。所以,去医院看病或体检的当天不要停服降压药。早晨服用降压药也不影响空腹化验结果。

新发高血压
逆转之后

免疫力增强
身体更健壮，百病难侵扰

代谢功能正常
废物和毒素，及时排体外

血管畅通无阻
"杂物"不堆积，血管不瘀堵

心脏压力减小
泵血功能强，心脏更年轻

拥有健康体重
身材更苗条，心态更积极

睡眠状况改善
睡眠质量高，一觉到天亮

饮食结构均衡
一日有三餐，吃出健康来

生活质量提升
生命有活力，全家乐融融